Das Immunsystem
natürlich stärken mit Vitaminen und Mineralien

*Die Abwehrkräfte des Körpers mobilisieren.
Die Verjüngungskur für natürliche Schönheit,
gesunde Nerven und ein positives Körpergefühl*

Dr. Nicole Schaenzler
Dr. med. Dietlinde Burkhardt

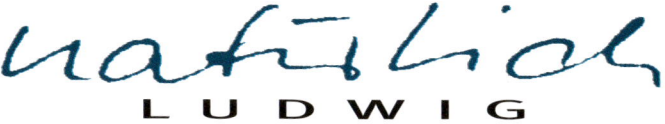

Inhalt

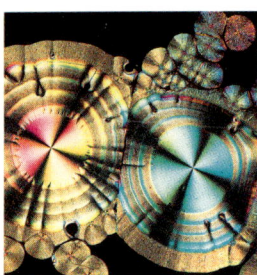

In allen Regenbogenfarben – Vitamin C durch das Mikroskop gesehen.

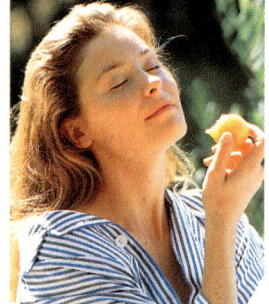

Von unserer Veranlagung her müßten wir alle schlank sein und gut aussehen – wenn wir uns richtig ernähren würden.

4	**Vorwort**
6	**Im faszinierenden Reich der Vitamine**
7	Vitamine sind lebensnotwendig
12	Vitamintabletten – schlechter als ihr Ruf?
16	Fett- und wasserlösliche Vitamine
19	Der Klassiker – Vitamin C
20	Vitamine, die keine Vitamine sind
21	Special Linus Pauling – der Vitamin-C-Papst
22	**Mineralstoffe und Spurenelemente – Power für den Organismus**
23	Ohne Mineralstoffe läuft im Körper nichts
25	Die wichtigsten Mineralien
27	Motoren des Stoffwechsels – unverzichtbare Spurenelemente
28	Vorsicht vor schädlichen Spurenelementen!
30	**Forever young – das Altern der Zellen verzögern**
31	»Jugend« kommt von innen
35	Die Rolle der freien Radikale
36	Antioxidantien – Schutzstoffe gegen vorzeitiges Altern
38	Kalzium – ein wichtiges Verjüngungselement
44	Die Sonderstellung von Vitamin E
48	**Schlank werden und natürlich schön sein**
49	Der gesunde Weg zur schlanken Linie
53	Nährstoffe – die besten Schlankmacher
56	So bleibt die Haut glatt und geschmeidig
62	Schwefel – das Schönheitsmineral für Haare und Nägel
67	Strahlende Augen durch Vitamin A und Spurenelemente
70	Gesunde Zähne – auf den richtigen Biß kommt es an

Inhalt

74 **Mit Biostoffen die Abwehrkräfte mobilisieren**

- 75 Wenn das Immunsystem geschwächt ist
- 77 Das Immunvitamin C
- 79 Gesunde Schleimhäute durch Vitamin A
- 84 Eisen für aktive Abwehrzellen
- 86 Selen – Fitmacher fürs Immunsystem

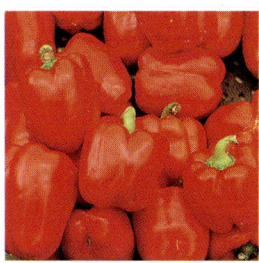

Paprika sind reich an Vitamin C und an Beta-Karotin (Provitamin A).

88 **Starke Stoffe für Gehirn und Nerven**

- 89 Unser Nervensystem
- 92 B-Vitamine – die Biokur für Gedächtnis und Konzentration
- 101 Magnesium und Phosphor – die ideale Nervennahrung

106 **So gelangen Sie zu Fitneß und positivem Körpergefühl**

- 107 Komplexe Kohlenhydrate bringen neuen Schwung ins Leben
- 109 Chrom – ein Mineral, das müde Menschen munter macht
- 114 Keine schlaflosen Nächte mehr!
- 118 Liebe macht das Leben lebenswerter
- 121 Topfit durch Obst und Gemüse

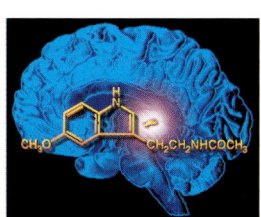

Melatonin ist das Hormon der Zirbeldrüse, das für gesunden Schlaf sorgt – aber nur wenn die Nährstoffzufuhr stimmt.

- 122 Praktische Tips von A bis Z
- 126 Über dieses Buch
- 127 Register

Vorwort

Von nichts kommt nichts. Diese simple Tatsache gilt auch für unser Leben: Von Geburt an bis zu unserem Lebensende müssen wir unseren Körper ohne Unterlaß mit energiespendenden Substanzen versorgen, die er für seine unzähligen Funktionen benötigt. Denn anders als Tiere und Pflanzen, die ihre lebenswichtigen Vitalstoffe teilweise selbst herstellen können, ist der menschliche Organismus darauf angewiesen, daß er sie hauptsächlich durch die Ernährung erhält.

Die richtige Versorgung mit Vitaminen und Mineralien

> Noch vor gar nicht so langer Zeit kannte man nur ein paar Vitamine und Mineralien. Mittlerweile weiß man, daß es mehr als 13 Vitamine gibt – allein die Zahl der B-Vitamine beläuft sich auf zwölf – und daß wir 46 Mineralstoffe und Spurenelemente verwerten.

Vitamine, Mineralstoffe und Spurenelemente – das sind die Zauberworte, um die sich letztlich alles dreht, wenn von einer gesunden Ernährung die Rede ist. Ohne diese Stoffe wäre der menschliche Organismus nicht lebensfähig.

Natürlich bemühen wir uns darum, vernünftig zu essen und zu leben – doch das ist manchmal einfach nicht genug. Wir beachten allzu häufig nicht, daß einige dieser Biostoffe sehr empfindlich sind. Achtlos putzen wir z. B. unser Gemüse, ohne daran zu denken, daß wir gerade das vom Körper äußerst begehrte Vitamin C in den Ausguß spülen. Oder wir bemühen uns darum, das Rauchen einzuschränken (und nicht ganz aufzugeben). Doch reicht schon ein einziger Zug an der Zigarette, um den Körper einer Flut der sogenannten freien Radikale auszusetzen. Häufig fehlt es unserem Körper in diesem Zusammenhang dann auch an antioxidativen Vitaminen, um die Invasion dieser äußerst aggressiven, vermutlich krebserregenden Substanzen rechtzeitig zu stoppen, bevor sie in den Körperzellen Schaden anrichten können.

Selbstverständlich ist es nicht nur das Rauchen – auch negative Umweltfaktoren und ein stressiger Alltag setzen dem menschlichen Organismus zu: Sie schwächen unser Immunsystem, unsere effektivste Abwehrwaffe gegen alle schädlichen Außeneinflüsse und Krankheitserreger. Die Folgen sind katastrophal: Der Alterungsprozeß unseres Körpers beschleunigt sich, und den heutigen Zivilisationskrankheiten sind Tür und Tor geöffnet.

Eß- und Lebensgewohnheiten

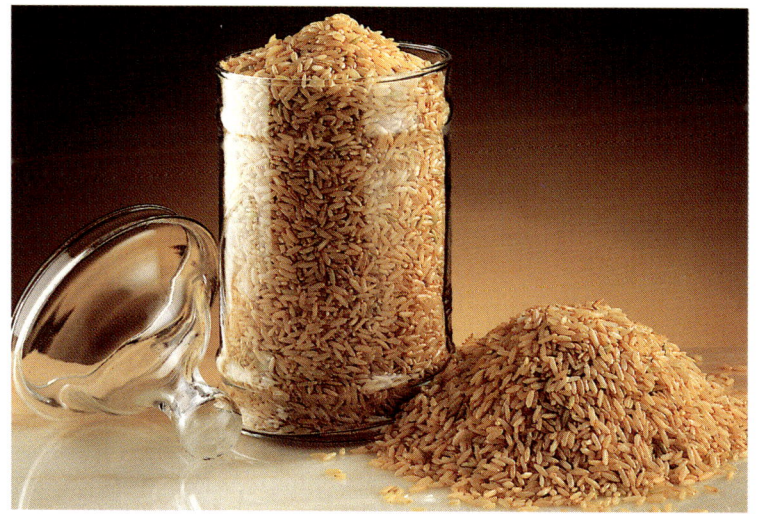

Bei Naturreis wird die nährstoffhaltige Silberhaut nicht abgeschliffen. Naturreis schmeckt leicht nussig und ist reich an Vitaminen der B-Familie sowie an Niazin, Kalzium, Eisen und Kalium.

Gesund, fit und vital – alles eine Frage der täglichen Kost

Inzwischen steht zweifelsfrei fest: Eine falsche Ernährung und eine ungesunde Lebensweise legen auf Dauer die regulierenden Kräfte des gesamten Organismus lahm. Wir sehen schlecht oder »verlebt« aus, fühlen uns kraftlos – und werden schließlich krank. Dabei ist es ganz einfach, bis ins hohe Alter fit und gesund zu bleiben!

Dieses Buch soll Ihnen dabei helfen, ein Bewußtsein dafür zu entwickeln, daß Sie es in der Hand haben, ob Sie gesund oder krank, normal- oder übergewichtig sind, jugendlich oder um Jahre gealtert aussehen. Wenn Sie die einzelnen Kapitel lesen, werden Sie feststellen, daß Vitamine und Mineralien für die vielfältigsten Bereiche Ihres Körpers von entscheidender Bedeutung sind – für Haut, Gehirn, Nerven, Immunsystem etc. Und was den Genuß am Essen betrifft, so sind geschmackliche Vorlieben letztlich reine Gewohnheit. Sie können sie ändern. Ungeschälter Naturreis, eines der gesündesten Lebensmittel überhaupt, schmeckt keineswegs schlechter als geschälter Reis, dessen Nährstoffanteil nahezu Null beträgt. Also: Sie sollten es sich einfach wert sein, sich gesund zu ernähren!

Dr. Nicole Schaenzler
Dr. med. Dietlinde Burkhardt

Neuere wissenschaftliche Forschungen deuten darauf hin, daß viele Krebserkrankungen durch die richtige Ernährung verhindert oder zumindest verzögert werden könnten.

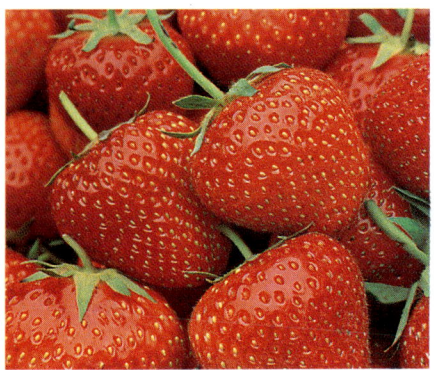

Gesundheit, die schmeckt: Erdbeeren sind reich an Vitamin C.

Im faszinierenden Reich der Vitamine

Ob Pflanzen, Tiere oder Menschen – sie alle brauchen Vitamine. Das lateinische Wort »vita« (Leben) macht deutlich, daß es sich um etwas fundamental Wichtiges handelt. Ohne diese organischen Verbindungen könnte der Organismus seine lebensnotwendigen Funktionen nicht einmal eine Sekunde lang ausführen. Während jedoch viele niedere Lebewesen auch heute noch in der Lage sind, Vitamine selbst herzustellen, muß der Mensch dafür sorgen, daß er sie hauptsächlich durch seine Ernährung erhält.

Vitamine sind lebensnotwendig

Vitamine – die Wegbereiter unseres Stoffwechsels

Unser Stoffwechsel ist so etwas wie der Manager unserer ca. 70 Billionen Körperzellen. Unter seiner Anleitung laufen die unzähligen chemischen Reaktionen ab, die für das lebenslange Mit- und Nebeneinander von Auf-, Um- und Abbau unserer Körperzellen verantwortlich sind. Langfristige Programme wie Wachstum und Alterung unseres Körpers liegen ebenso in seiner Hand wie die tägliche Funktionstüchtigkeit der Organe. Nahrung aufnehmen, Energie daraus gewinnen, Körperbestandteile aufbauen und nicht mehr Brauchbares ausscheiden – damit sind die wichtigsten Aufgaben des Stoffwechsels auf einen Nenner gebracht. Aber so präzise seine Vorgaben auch sind – als Garant für die Funktionstüchtigkeit aller Prozesse in unserem Körper ist der Stoffwechsel immer auf die Hilfe von Biostoffen angewiesen. Neben den Mineralstoffen und Spurenelementen sind es vor allem die Vitamine, aus deren Anwesenheit unser Organismus seine Lebensenergie bezieht: Erst wenn ein Vitamin einen wichtigen Nahrungsbestandteil ins Schlepptau nimmt, kann dieser seine »schöpferische Kraft« entfalten und seine Aufgabe im Stoffwechsel erfolgreich erledigen. Eben weil Vitamine für den Stoffwechsel so wichtig sind, werden sie viel schneller aus dem Verdauungstrakt ins Blut befördert als viele andere Nährstoffe.

Vitamine werden schneller aus dem Verdauungstrakt ins Blut befördert als alle anderen Nährstoffe! Mit Obst- und Gemüsesäften kann man sich daher sehr rasch Vitamine zuführen.

Wie viele Vitamine gibt es?

Neue technische Geräte und verfeinerte Meßmethoden haben der Stoffwechselforschung gerade in den letzten Jahren zu verblüffenden Erkenntnissen verholfen. So haben uns z. B. die Biochemiker die komplexe Welt der Vitamine sehr viel transparenter gemacht: Es gelang ihnen, die chemischen Verbindungen der einzelnen Vitamine nach und nach zu entschlüsseln. Inzwischen weiß man, daß es wesentlich mehr als 13 Vitamine gibt, wie ursprünglich vermutet. Allein die Vitamin-B-Familie schlüsselt man mittlerweile in zwölf verschiedene Moleküle auf.

Biostoffe – unter diesem Oberbegriff faßt man alle Stoffe zusammen, die für den Körper notwendig sind.

Die wichtigsten Vitamine

Vitamine	Vorkommen
Vitamin A	Leber, Butter, Margarine, Milchprodukte, Eigelb
Beta-Karotin (Provitamin A)	Karotten, Spinat, Grünkohl, Tomaten, Mango
Vitamin-B-Familie (B1, B2, B3, B5, B6)	Bierhefe, Schweinefleisch, Vollkornprodukte, Hülsenfrüchte, Kartoffeln, Milch
Vitamin B12	Innereien, Fleisch, Milchprodukte, Muscheln, Fisch
Vitamin C	Alle Obst- und Gemüsesorten, größere Mengen besonders in Hagebutten, Sanddorn und Zitrusfrüchten
Vitamin D	Lebertran, Fisch, Eigelb, Avocados, Milch und Milchprodukte, Margarine
Vitamin E	Pflanzenöle und -margarine, Haferflocken, grünes Gemüse, Nüsse
Vitamin K	Fleisch, Fisch, Vollkornprodukte, Kohl, Blattgemüse

Dem Vitamin A kann man mehr als 400 verschiedene Karotene zuordnen, die als biochemische Vorstufen des Vitamin A entscheidend zum Immunschutz beitragen.

Wie viele Vitamine braucht der Mensch?

Letztlich benötigt unser Organismus Vitamine nur in äußerst geringen Mengen. Doch verwertet der Stoffwechsel alle ihm zur Verfügung stehenden Vitamine in unterschiedlicher Weise. Während er für den einen Stoffwechselvorgang auf die größere Menge eines Vitamins angewiesen ist, kommt er für einen anderen bereits mit einer wesentlich geringeren Dosis aus. Eine Pauschalmenge für den täglichen Bedarf aller wichtigen Vitamine festzulegen nützt also wenig. Im Gegenteil: Ein Zuviel einiger

Vitamin D ist das einzige Vitamin, das unser Körper selbst produzieren kann. Allerdings braucht er UV-Strahlen dazu.

Vitamine kann sogar schädlich sein. Allerdings: Von Vitamin C kann man soviel zu sich nehmen, wie man will – überschüssige Mengen scheidet der Körper einfach aus. Die Deutsche Gesellschaft für Ernährung (DGE) gibt Rahmenwerte für die täglichen Aufnahmemengen der einzelnen Vitamine an, die sich am Durchschnittsverbrauch des menschlichen Organismus orientieren. Danach ist z. B. die Tagesration von ca. 75 Milligramm Vitamin C wünschenswert – also soviel, wie etwa in einer mittelgroßen Orange enthalten ist.

> Eine Orange oder 360 Orangen pro Tag? Der amerikanische Chemiker Linus Pauling empfahl wesentlich höhere Vitamin-C-Mengen als die Schulmedizin (siehe dazu Seite 21).

Gehören Sie zu einer Risikogruppe?

Um zu verbindlichen Richtlinien für den Organismus eines jeden einzelnen zu gelangen, gilt es, die individuellen Unterschiede zu beachten: Denn auch wenn wir alle die gleichen Vitamine benötigen, so variieren Verbrauch und Verwertung der einzelnen Vitaminportionen beträchtlich. So richtet sich die Höhe des Vitaminbedarfs nicht nur nach den aktuellen Lebensumständen, sondern auch nach den Entwicklungsstadien des menschlichen Körpers: Kleinkinder, Jugendliche und ältere Menschen haben einen höheren Vitaminbedarf. Zu den sogenannten Risikogruppen gehören vor allem Schwangere, stillende Mütter – und natürlich Raucher, Streßgefährdete und Kranke. Diese Faktoren müssen Sie berücksichtigen, wenn Sie Ihren persönlichen Vitaminbedarf bestimmen möchten.

Wie ist Ihr Vitaminstatus?

Im Zweifelsfall empfiehlt es sich, mit Hilfe eines Arztes zu klären, ob man zu einer Risikogruppe gehört oder wie sich bestimmte Lebensumstände auf den Vitaminhaushalt auswirken. Zudem können Sie sich vom Arzt einen Vitaminstatus erstellen lassen. Dafür brauchen Sie sich nur etwas Blut abnehmen zu lassen. Anhand des Vitamingehalts im Blutserum erhält man in der Regel verläßliche Angaben über die gesamte Vitaminversorgung, so daß man auf diese Weise möglichen Mangelerscheinungen auf die Spur kommt. Da das Analyseverfahren dieser Untersuchungen allerdings sehr aufwendig und dementsprechend kostspielig

> Bei unspezifischen Symptomen wie chronischer Müdigkeit oder Konzentrationsschwäche empfiehlt es sich, vom Arzt eine Blutuntersuchung durchführen zu lassen: Die Vitaminreserven des Körpers könnten erschöpft sein.

ist, sollten Sie selbst Vorsorge treffen: Eine abwechslungsreiche, vollwertige Ernährung ist immer noch das Allerbeste, was Sie für eine optimale Vitaminbilanz tun können!

Mangelerscheinungen kommen schleichend

Wenn erste klinische Symptome auftreten, die auf einen chronischen Vitaminmangel hinweisen, dann muß die Vitaminversorgung des Betroffenen schon eine ganze Weile unzureichend gewesen sein. Auch wenn die Vitaminzufuhr über einen längeren Zeitraum nicht optimal ist, kann der Organismus zunächst noch auf seine eigenen Reserven zurückgreifen. Ist dieser Vitaminvorrat erschöpft, befindet man sich bereits im Frühstadium einer Mangelerkrankung. Vielleicht hat sich der Betroffene vorher sogar noch ganz gesund gefühlt. Doch früher oder später wird er zunehmend an Konzentrationsschwäche, Infektionsanfälligkeit, Müdigkeit oder einer schlechten Haut leiden. In der Regel verschwinden die Krankheitsbilder durch sofortige Aufnahme des entsprechenden Vitamins innerhalb kurzer Zeit wieder. Wenn sich allerdings erst einmal das Endstadium einer Vitaminmangelerkrankung eingestellt hat, sind die Symptome auch mit gezielten Vitaminmegadosen kaum mehr zu lindern.

Bevor Sie zur Vitamintablette greifen, sollten Sie überlegen, ob Sie nicht durch eine Ernährungsumstellung auch zum Ziel kommen. Die Vitamine in der Nahrung sind wertvoller – und sie sind ohne Risiko und Nebenwirkungen.

Vorsicht vor einer Überdosierung!

Grundsätzlich gilt: Jeder, der gesund ist und auf seine Ernährung achtet, ist vor einem Vitaminmangel geschützt. Das ist wichtig zu wissen, vor allem dann, wenn man auf Nummer Sicher gehen und mit einem (synthetischen) Vitaminpräparat einem Vitaminmangel vorbeugen möchte.

Wann sind Vitaminpräparate sinnvoll?

- Wenn man zu einer der Risikogruppen gehört (siehe Seite 9).
- Wenn man krank ist oder sich gerade in der Rekonvaleszenzphase befindet.
- Wenn man regelmäßig mehr als nur ein Gläschen Wein trinkt. Die Resorption von einigen Vitaminen wird dadurch vermindert.

Der Nutzen von künstlichen Präparaten

- Wenn man eine Fehl- oder Mangelernährung über einen längeren Zeitraum nicht vermeiden kann.
- Wenn man aktiv Sport treibt. Wer viel Energie verbraucht oder Muskelmasse aufbaut, benötigt mehr B-Vitamine.
- Wenn man über einen längeren Zeitraum unter Streß steht. Auch durch emotionalen Streß erhöht sich der Vitaminbedarf.
- Wenn man gerade eine Diät macht. Wer wenig ißt, reduziert nicht nur seine Kalorien-, sondern auch seine Vitaminzufuhr.

Wann sind Vitaminpräparate schädlich?

- Wenn man sich eigentlich schon längst ausgewogen ernährt.
- Wenn man regelmäßig Medikamente einnimmt, die bereits größere Mengen an bestimmten Vitaminen enthalten.
- Wenn man versucht, mit Hilfe von Vitaminpräparaten unspezifische Beschwerden zu kurieren, ohne vorher einen Arzt aufgesucht zu haben.

Die zusätzliche Einnahme von Vitaminen in Tablettenform sollte immer mit dem Arzt abgeklärt werden! Vitamine zeigen schon in kleinsten Mengen biologische Aktivitäten.

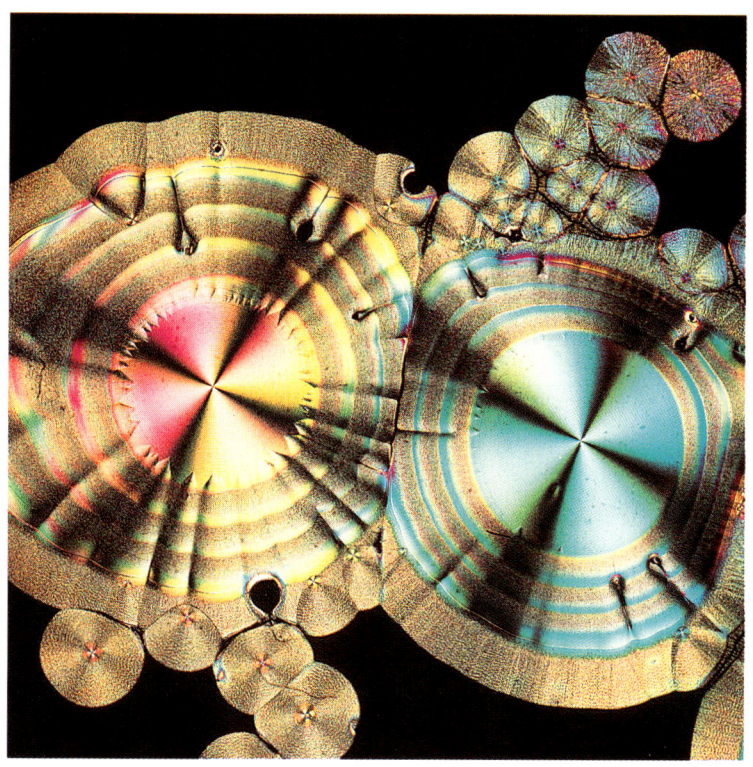

Vitamin C – die Mikroskopaufnahme zeigt das Vitamin in elffacher Vergrößerung.

Vitamintabletten – schlechter als ihr Ruf?

Wer durch die regelmäßige Einnahme von Multivitaminpräparaten zuviel Vitamin A zu sich nimmt, gefährdet möglicherweise auf Dauer seine Gesundheit.

Nach neuesten Erkenntnissen der Wissenschaft muß man beim Griff nach einem Vitaminpräparat in Zukunft wohl etwas wählerischer sein. Offensichtlich ist nicht jedes künstlich erzeugte Vitamin gut für uns. Das haben gerade zwei neue Studien ergeben. Durch sie wissen wir jetzt mit ziemlicher Sicherheit, welche Vitamintabletten wir nicht (mehr) bedenkenlos einnehmen sollten. In der ersten Studie sollten in den USA über einen Zeitraum von vier Jahren 18 314 Testpersonen, die aufgrund äußerer Umstände stark lungenkrebsgefährdet waren, eine Kombination aus Beta-Karotin und Vitamin A einnehmen. Einer sogenannten Kontrollgruppe wurden in dieser Zeit Placebos, also Tabletten ohne Wirkstoffe, gegeben. Doch mußte die Studie nach zwei Jahren abgebrochen werden, weil die Zwischenergebnisse alarmierend waren: In der Gruppe der Vitaminkonsumenten war das Risiko, an Lungenkrebs zu erkranken, um 28 Prozent größer als in der Kontrollgruppe, die nur Placebos (Scheinmittel) erhielt. Dazu muß man wissen, daß der Körper ein Zuviel an Vitamin A nicht abbauen kann. Jetzt liegt die Vermutung nahe, daß ab einem gewissen Zeitpunkt und ab einer gewissen Dosis die zusätzliche Einnahme von Beta-Karotin in Kombination mit Vitamin A die Entstehung bösartiger Tumore sogar begünstigt.

Vorsicht vor Pauschalurteilen

Zusätzliche Vitamin-C-Dosen sind völlig unbedenklich: Der Vitamin-C-Anteil, den der menschliche Organismus nicht benötigt, wird einfach wieder ausgeschieden.

Aus der oben genannten Studie kann jedoch keineswegs abgeleitet werden, daß die gesundheitsfördernde Wirkung von Vitaminen grundsätzlich bezweifelt werden muß. So hat eine andere Studie die Theorie der Wissenschaftler bestätigt, nach der Vitamin E, wenn es mit der Nahrung aufgenommen wird, durchaus vorbeugend gegen Herzinfarkt sein kann – obwohl sich das Vitamin E (wie das Vitamin A) im Körper anreichert. Daraus ergibt sich, daß Vitamine erst, wenn sie dem Körper als natürliche Bestandteile der Nahrung zugeführt werden, ihre besonderen Fähig-

Natürliche und synthetische Vitamine

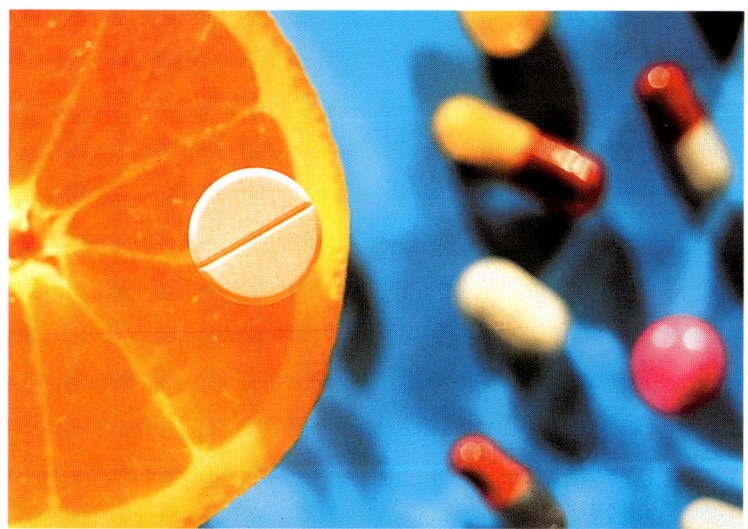

Zusätzlich synthetische Vitamine? Die Frage ist nicht ganz leicht zu beantworten. Bei akuten Mangelerscheinungen und in bezug auf bestimmte Vitamine ist das sicherlich nötig. Doch aufgrund der mittlerweile vorliegenden Forschungen ist Vorsicht geboten.

keiten entfalten können. Definitiv erwiesen ist, daß es Vitamine gibt, die, auch wenn sie zusätzlich eingenommen werden, völlig unbedenklich sind.

▶ **Fazit:** Wenn Sie auf Vitaminpräparate – aus welchen Gründen auch immer – nicht verzichten möchten, dann sollten Sie sich vorher unbedingt mit Ihrem Arzt absprechen. Wie gesagt: Eine Überdosierung durch Vitaminpräparate kann gesundheitsschädigende Auswirkungen haben! Fest steht: Synthetisch hergestellte Vitaminpräparate sollten nicht über einen längeren Zeitraum eingenommen werden – allenfalls die wasserlöslichen B-Vitamine und das Vitamin C.

Vitamine – unverzichtbar für den Immunschutz

Daß Vitamine wichtig für die Stärkung unseres Immunsystems sind, ist mittlerweile hinlänglich bekannt. Aber die Vitamine scheinen noch andere Fähigkeiten zu besitzen. So gibt es inzwischen wissenschaftliche Hinweise, daß sie den Körper außerdem vor Umweltgiften und Zivilisationskrankheiten wie Krebs, Arteriosklerose oder Herzinfarkt schützen. Höchstwahrscheinlich schirmen uns einige Vitamine sogar vor den schädlichen Auswirkungen der sogenannten freien Radikale ab.

Generell kann man sagen, daß die Einnahme von wasserlöslichen Vitaminen unbedenklicher ist als die Einnahme der fettlöslichen Vitamine A, D, E und K.

Was sind freie Radikale?

> Wenn ihre Zahl auf ein Minimum beschränkt bleibt, sind freie Radikale als Anstoß für Stoffwechselreaktionen sogar lebensnotwendig für den Organismus.

Freie Radikale sind zunächst einmal nichts anderes als chemische Moleküle: Als Sauerstoffatome und Oxide (Sauerstoffverbindungen) entstehen sie in unserem Organismus ganz automatisch. Zeitweilig leisten sie in unserem Stoffwechsel sogar positive Arbeit. Beispielsweise helfen sie dem Immunsystem bei der Zerstörung von Krankheitserregern. Da sie sehr aggressiv sind, können sie in Zellen und Geweben aber auch schwere Schäden hinterlassen. Weil den freien Radikalen ein Elektron abhanden gekommen ist, sind sie grundsätzlich instabil – im Gegensatz zu einem stabilen, vollständigen Molekül, dessen Atome sich in einem festen Verband befinden. Als unvollständige, elektrisch nicht mehr neutrale Teilchen machen sie sich nun auf, um sich bei einem der vollständigen, stabilen Moleküle ein Elektron zu holen – und zerstören damit den festen Zusammenhalt der Atome der stabilen Moleküle. Dadurch entsteht eine Kettenreaktion, die fatale Folgen haben kann.

Freie Radikale – Feinde für unsere Gesundheit

> Mit jedem Zug inhalieren Raucher ein paar Milliarden freie Radikale.

Die größte Gefahr droht uns durch freie Radikale von außen, und zwar vor allem durch Umweltgifte, Zigarettenrauch, Schwermetalle und UV-Strahlung bzw. andere Strahlung. Durch diese Einflüsse vermehren sich die freien Radikale innerhalb kürzester Zeit und bedrohen unseren Organismus in aggressivster Weise. Sie greifen empfindliche Zellmembranen an und legen Zellfunktionen lahm. Freie Radikale stehen im Verdacht, Krankheiten wie Krebs, Parkinsonsche Krankheit, Arteriosklerose, Hauterkrankungen, Arthritis oder die Augenkrankheit grauer Star zu verursachen oder doch zumindest massiv zu begünstigen. Außerdem fördern sie – nach Meinung einiger Wissenschaftler – den vorzeitigen Alterungsprozeß der Haut, ja des gesamten Organismus. Möglicherweise explodiert die Zahl der freien Radikale aber auch, wenn bestimmte Vitamine unserem Körper nicht in ausreichendem Maße zur Verfügung stehen. Als sogenannte Radikalefänger schützen antioxidative Vitamine (Antioxidantien) den Körper vor den außer Kontrolle geratenen Teilchen.

Antioxidantien in Obst und Gemüse

Vitamin C
Schwarze Johannisbeeren, Paprikaschoten, Brokkoli, Kiwi, Rosenkohl, Grünkohl, Erdbeeren, Orangen, Zitronen, Grapefruits, Kartoffeln

Vitamin E
Pflanzenöle und Margarine mit einem hohen Anteil an mehrfach ungesättigten Fettsäuren (z. B. Weizenkeimöl), Schwarzwurzeln, Grünkohl, Avocados, Fenchel

Beta-Karotin (Provitamin A)
Brokkoli, Karotten, Grünkohl, Petersilie, Dill, Spinat, Mangos, Aprikosen, Melonen, Papayas, Avocados

---

Eine Kombination aus Vitamin E (30 Milligramm) und Beta-Karotin (15 Milligramm) schützt vor Magenkrebs.

Schutz durch Antioxidantien

Die drei Antioxidantien, die Vitamine C, E und das Beta-Karotin (Provitamin A), sind in der Lage, freie Radikale unschädlich zu machen, ohne dabei selbst in einen instabilen, unvollständigen Zustand zu geraten. Die vorbeugende Wirkung der Antioxidantien ist mittlerweile wissenschaftlich so gut wie erwiesen. Verschiedene Studien haben ergeben, daß Personen, die über die Nahrung regelmäßig antioxidative Vitamine zu sich nehmen, seltener an Krebs erkranken oder von Herz-Kreislauf-Erkrankungen betroffen sind. Bis heute sind sich die Wissenschaftler allerdings noch nicht darüber einig, wieviel jeweils von den drei antioxidativen Vitaminen nötig ist, um den Organismus optimal vor den Angriffen der freien Radikale zu schützen. Als sicher gilt: Nur gemeinsam gelingt es den drei Antioxidantien, ihre so wichtige Arbeit in den verschiedenen Bereichen des Körpers zu leisten.

Vitamin E ist das am häufigsten vertretene Vitamin im Körper. Wenn es mit der Nahrung aufgenommen wird, beugt es einem Herzinfarkt vor.

Vitamin E – das As unter den Radikalefängern

Vitamin E wird eine Schlüsselposition im Kampf gegen freie Radikale nachgesagt. Um der zerstörerischen Wirkung der freien Radikale am besten begegnen zu können, sollte Vitamin-E-reiche Kost (ca. zwölf Milligramm pro Tag) mindestens zwei Jahre lang auf dem täglichen Speiseplan stehen.

Fett- und wasserlösliche Vitamine

Fettlöslich – die Vitamine A, D, E und K

Bei den Vitaminen unterscheidet man zwei Hauptgruppen: wasserlösliche und fettlösliche Vitamine. Zu den fettlöslichen gehören die Vitamine A, D, E und K. Sie können sich in den Körperzellen anreichern. Das hat den großen Vorteil, daß der Organismus Reserven bilden und damit seine Versorgung mit diesen fettlöslichen Vitaminen (mit Ausnahme von Vitamin K) unter Umständen monatelang sichern kann.

Der Nachteil liegt auf der Hand: Gerade bei diesen Vitaminen ist die Gefahr einer Überdosierung besonders groß. Nimmt man zuviel von Vitamin A, D oder E, etwa in Form eines Vitaminpräparats, zu sich, können so hohe Konzentrationen entstehen, daß der Körper sich im schlimmsten Fall sogar selbst vergiften kann. Die Aufnahme von fettlöslichen Vitaminen aus natürlicher Kost wird hingegen höchstens dann eine derart gesundheitsschädliche Wirkung haben können, wenn man sich über einen längeren Zeitraum hinweg völlig einseitig ernährt. Jemand, der z. B. regelmäßig überdurchschnittlich viele Eier ißt – egal, wie sie zubereitet sind –, erhöht auf Dauer wahrscheinlich nicht nur seinen Cholesterinspiegel, sondern nimmt möglicherweise auch zuviel Vitamin D zu sich. Die fettlöslichen Vitamine haben genau festgelegte Aufgaben. Während die Vitamine A und D hormonähnliche Eigenschaften haben, sorgt das Vitamin E für den Schutz der Fettsäuren im Körper vor freien Radikalen.

Die Vorsorge der Natur

Alles in allem ist die Gefahr, durch Ernährung eine unerwünschte Überdosierung eines der fettlöslichen Vitamine zu provozieren, äußerst gering, zumal der Vitamingehalt eines Nahrungsmittels genau auf unsere Bedürfnisse abgestimmt ist. So wird in den einzelnen Portionen der verschiedenen Obst- und Gemüsesorten niemals eine zu hohe Konzentration eines einzigen Vitamins enthalten sein. Dafür hat die Natur schon gesorgt.

Wie der Name schon sagt, entfalten die fettlöslichen Vitamine ihre besonderen Fähigkeiten erst in fetthaltiger Umgebung. Ein Stückchen Butter oder ein Schuß Öl zum Gemüse genügt, um die Vitamine A, D, E und K für den Organismus verfügbar zu machen.

Wasserlöslich – die B-Vitamine und Vitamin C

Als wasserlösliche Vitamine werden die Vitamine B1, B2, B6, B12 und das Vitamin C bezeichnet. Auch Folsäure, Biotin, Niazin und Pantothensäure zählen zu den wasserlöslichen Vitaminen. Abgesehen vom Vitamin B12 werden sie immer wieder über das Blut und den Urin aus dem Körper ausgeschieden. Deshalb können sie nicht – wie die fettlöslichen Vitamine – gespeichert werden. Statt dessen ist der Organismus darauf angewiesen, daß sie täglich ersetzt, d.h. neu zugeführt werden. Im wesentlichen haben die wasserlöslichen Vitamine zwei Aufgaben zu erfüllen:
- Zum einen wirken sie als Koenzyme bei der Energieerzeugung und beim Eiweißstoffwechsel. In dieser Eigenschaft helfen sie auch fleißig bei den Enzymreaktionen mit.
- Zum anderen gibt es Vitamine, die zu festen Zellbestandteilen werden und sozusagen vor Ort arbeiten.

Was die optimale Zufuhr der Vitamin-B-Gruppe betrifft, reicht es, wenn die Wochenbilanz stimmt. Dagegen muß Vitamin C jeden Tag in ausreichender Menge aufgenommen werden!

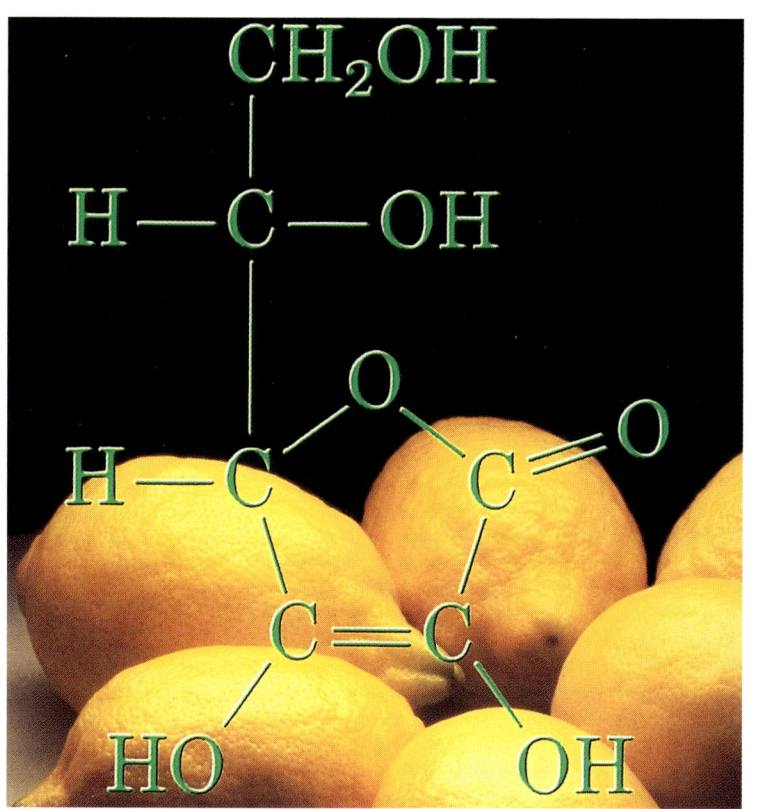

Die chemische Struktur von Vitamin C (Askorbinsäure) besteht aus Kohlen-, Wasser- und Sauerstoff. Die Bezeichnung »Vitamine« bezieht sich allein auf die Tatsache, ob der Stoff von einem Menschen gebraucht wird – nicht auf die chemische Struktur.

Fett- und wasserlösliche Vitamine

Die fettlöslichen Vitamine

Menge pro Tag	Wichtig für	Symptome bei Mangel
Vitamin A (0,8–1,0 Milligramm)	Aufbau von Haut und Schleimhaut, Sehvermögen, Zellschutz, Wachstum und Knochenentwicklung	Schuppige, trockene oder juckende Haut, Infektanfälligkeit, Nachtblindheit, Wachstumsstörungen
Vitamin D (5 Mikrogramm)	Zahn- und Knochenbildung, Regulation des Kalzium- und Phosphorhaushalts	Rachitis, Knochenentkalkung
Vitamin E (12 Milligramm)	Zellschutz (vor freien Radikalen)	Blutarmut, Nervenerkrankungen, Muskelschwäche
Vitamin K (60–80 Mikrogramm)	Blutgerinnung	Erhöhte Blutungsneigung

Die wasserlöslichen Vitamine

Menge pro Tag	Wichtig für	Symptome bei Mangel
Vitamin B1 (1,1–1,3 Milligramm)	Abbau von Kohlenhydraten, Übertragung von Nervenreizen	Kopfschmerzen, Nervosität, Leistungsabfall, Herz- und Konzentrationsstörungen, Krämpfe und Lähmungen
Vitamin B2 (1,5–1,7 Milligramm)	Eiweiß- und Kohlenhydratstoffwechsel, Wachstum	Spröde Lippen, rissige Mundwinkel, Sehstörungen
Vitamin B6 (1,6–1,8 Milligramm)	Eiweißstoffwechsel und Nervensystem, Blutbildung	Appetitlosigkeit, Übelkeit, Muskelschwund, Blutarmut
Vitamin B12 (3,0 Mikrogramm)	Bildung roter Blutkörperchen	Blutarmut (Anämie), nervöse Störungen, chronische Müdigkeit
Vitamin C (75 Milligramm)	Immunsystem, Bindegewebe, Knochen, Eisenverwertung	Infektanfälligkeit, Leistungsabfall, Skorbut

Der Klassiker – Vitamin C

Das berühmteste unter den Vitaminen ist zweifellos das Vitamin C, auch Askorbinsäure genannt. Genaugenommen macht das Vitamin C Bewegung und Leben erst möglich: Als Immunschutz ist es der ärgste Feind aller Krankheitserreger, Parasiten, Viren, Mikroben und natürlich der freien Radikale. Aber auch für das seelische Wohlbefinden ist Vitamin C unersetzlich: Es kurbelt die Produktion von Hormonen, Nervenpeptiden und Nervenreizstoffen an, über die alle unsere Empfindungen und Gefühle vermittelt werden.

Zeichen eines Vitamin-C-Mangels können Müdigkeit, Gelenk- und Gliederschmerzen oder auch Leistungsabfall sein. In diesem Zusammenhang kommt es zu Blutungen an Haut und Schleimhaut oder zu Zahnfleischbluten. Die Vitamin-C-Mangelkrankheit Skorbut wurde früher häufig bei Seefahrern nach monatelanger Fehlernährung beobachtet. Tatsächlich kommt diese lebensbedrohliche Mangelkrankheit hierzulande zum Glück so gut wie nicht mehr vor.

Noch vor 200 Jahren starben die Menschen unter qualvollen Umständen an der Vitamin-C-Mangelkrankheit Skorbut.

Vitamin C ist vielseitig und abwehrstärkend

- Vitamin C stärkt das Immunsystem, denn es ist an der Bildung von Abwehrkörpern beteiligt. Erkältungskrankheiten kann mit Vitamin C wirkungsvoll vorgebeugt werden.
- Vitamin C ist wichtig für das Bindegewebe. Auch bei der Narben- und Wundheilung spielt Vitamin C eine entscheidende Rolle: Ohne Vitamin C heilt keine Wunde.
- Vitamin C hemmt die Bildung von krebserregenden Stoffen – z. B. von Nitrosaminen in nitratreichen Lebensmitteln.
- Vitamin C hilft bei Streßbewältigung. Bei Menschen, die unter Dauerstreß stehen, ist der Vitamin-C-Spiegel häufig zu niedrig.
- Als eines der drei antioxidativen Vitamine hat sich Vitamin C als wirkungsvoller Fänger von freien Radikalen bewährt.
- Vitamin C fördert den Eisenstoffwechsel. Es erleichtert die Aufnahme von Eisen aus pflanzlichen Lebensmitteln, so daß der Mineralstoff im Körper besser verwertet werden kann.

Zur Stärkung der Abwehrkräfte empfiehlt die Deutsche Gesellschaft für Ernährung (DGE), daß ein Erwachsener mindestens 75 Milligramm Vitamin C am Tag aufnehmen sollte.

Vitamine, die keine Vitamine sind

Daß man mit dem Begriff »Vitamin« so positive Eigenschaften verbindet, hat die Pharmaindustrie in den letzten Jahren immer wieder dazu animiert, auch jene Substanzen als Vitamine zu bezeichnen, die nach wissenschaftlichen Erkenntnissen eindeutig keine Vitamine sind: Ein Präparat verkauft sich eben einfach besser, wenn man es mit dem Gesundheitsversprechen eines Vitamins verbindet.

Der kleine Unterschied

Den sogenannten Pseudo- oder Quasivitaminen wird aufgrund ihrer chemischen Struktur ein vitaminähnlicher Charakter nachgesagt, doch gibt es einen beträchtlichen Unterschied zwischen den »echten« und den »falschen« Vitaminen: Während die einen nur durch die Nahrung aufgenommen werden können, werden die anderen in der Regel vom Körper problemlos selbst hergestellt. Es ist also eigentlich gar nicht nötig, ja manchmal sogar gesundheitsschädlich, dem Körper verstärkt solche Pseudovitamine zuzuführen. Vor Heilsversprechungen durch diese Stoffe muß gewarnt werden. Manche der Pseudovitamine sind hochgefährlich. Die Einnahme von Vitamin B17 kann unter Umständen sogar tödliche Folgen haben. Ester C oder Super C ist, chemisch gesehen, eigentlich weder ein Vitamin noch ein Pseudovitamin. Ein amerikanisches Unternehmen hat dieses Präparat entwickelt, das Vitamin C mit bestimmten Hilfsstoffen vermischt, die der Effektivitätssteigerung dienen sollen. Bewiesen ist das aber nicht.

Vorsicht vor den Pseudovitaminen, die mit den echten keineswegs auf eine Stufe gestellt werden können! Greifen Sie lieber zu den natürlichen Vitaminen in der Nahrung.

Die Einnahme von Laetril (Vitamin B17) ist möglicherweise lebensgefährlich. Laetril kann im Körper zur tödlichen Blausäure umgewandelt werden.

Pseudovitamine im Überblick

- Vitamin F (Linolsäure)
- Vitamin B15 (Pangamsäure)
- Vitamin P (Bioflavonoide)
- Ester C oder Super C (enthält auch Vitamin C)
- Vitamin B13 (Orotsäure)
- Vitamin B17 (Laetril)
- Koenzym Q10 (Ubichinon)
- Cholin (Teil des Lezithins)
- Inosit (ein Kohlenhydrat)

Linus Pauling – der Vitamin-C-Papst

An ihm scheiden sich die Geister. Als der amerikanische Chemiker Linus Pauling – hochbetagt – im August 1994 an Krebs starb, sagten seine Gegner, daß ihm die hohen Dosen Vitamin C, die er einzunehmen pflegte, nichts genützt hätten. Seine Anhänger argumentierten: Hätte er nicht so viel genommen, wäre er schon viel früher gestorben.

Chemiker und Nobelpreisträger

Linus Pauling wurde am 28. Februar 1901 in Portland, im Staat Oregon, geboren. Er war von Haus aus Chemiker und begründete die Quantenchemie. Mit Hilfe der Röntgenstrukturanalyse entschlüsselte er die Struktur vieler Eiweißstoffe (Proteine). Eines seiner Spezialthemen war die Untersuchung serologischer Reaktionen (Reaktionen der Blutbestandteile). 1954 erhielt Pauling als Anerkennung für seine Forschungen den Nobelpreis für Chemie. 1963 wurde der engagierte Atomwaffengegner mit dem Friedensnobelpreis ausgezeichnet. Linus Pauling starb am 19. August 1994 in Big Sur (Kalifornien) im Alter von 93 Jahren.

Auf der Suche nach dem Lebenselixier

Im Lauf seiner Forschungen stieß Linus Pauling auch auf die Rolle der Vitamine für die Stoffwechselvorgänge im Körper. Vor allem erkannte er frühzeitig die herausragende Bedeutung von Vitamin C. Sein Credo lautete: Wer genügend hohe Mengen an Vitamin C zu sich nimmt – täglich 10 000 Milligramm (entspricht etwa 360 Orangen) –, schützt seinen Körper wirkungsvoll vor Krankheiten. Bereits in jungen Jahren begann Pauling das Vitamin in hohen Dosen zu nehmen – in sehr viel höheren, als es die Schulmedizin bis dato für richtig befunden hatte. Seither gibt es geteilte Meinungen.

▶ Die eine Seite behauptet: Hohe Vitamin-C-Dosen bewirken letztlich gar nichts. Das überschüssige Vitamin C wird vom Körper sowieso wieder ausgeschieden.

▶ Die andere Seite hält an den hohen Vitamin-C-Dosen für eine Lebensverlängerung fest.

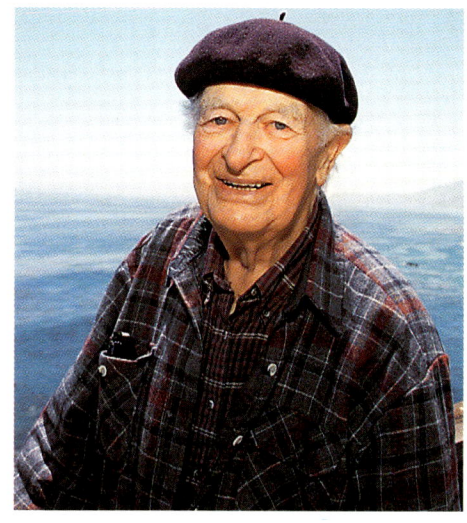

Der amerikanische Chemiker Linus Pauling erhielt 1963 den Friedensnobelpreis.

Mineralstoffe und Spurenelemente – Power für den Organismus

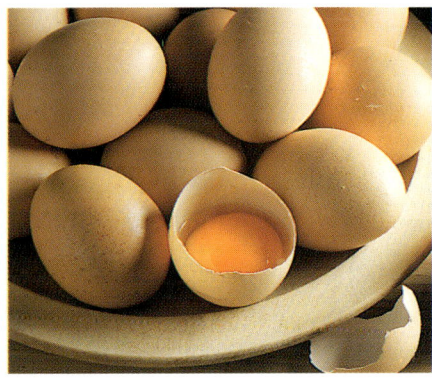

Eier sind die besten Lieferanten für den Mineralstoff Schwefel.

Lange Zeit hatten es Mineralstoffe und Spurenelemente schwer, sich gegenüber den Vitaminen zu behaupten. Man dachte bei Zink, Eisen oder Kupfer eher an »feste« Rohstoffe als daran, daß sie – ebenso wie die Vitamine – für unsere Gesundheit eine entscheidende Rolle spielen. Heute wissen wir, daß z. B. Chrom oder Zink nicht nur für die Industrie von besonderer Bedeutung ist: Ohne die Metalle, Salze und Mineralien, die unter den Begriffen »Mineralstoffe« und »Spurenelemente« zusammengefaßt sind, wäre der menschliche Organismus nicht lebensfähig.

Ohne Mineralstoffe läuft im Körper nichts

Daß viele Mineralstoffe, die für uns so wichtig sind, mehrere Gesichter haben, ist schon verblüffend. Ein gutes Beispiel dafür ist Kalzium: In seinen verschiedenen Verbindungen entspricht Kalzium den unterschiedlichsten Anforderungen. Der etwa beim Bau eines Gebäudes verwendete Kalk ist nichts anderes als eine Substanz aus bestimmten Kalziumverbindungen. Andere Kalziumverbindungen sind uns als Marmor, Kreide oder Eierschalen bekannt. Tatsächlich ist Kalzium aber auch fundamental wichtig für unseren Stoffwechsel. Ohne dieses silbrigweiße Leichtmetall, das unter Einfluß von Sauerstoff chemisch reagiert (oxidiert), jedoch als Bestandteil des Stoffwechsels in unserem Körper sofort aktiv wird, würden unsere Knochen brechen. Bei akutem Mangel würde unser Nervensystem bald nicht mehr funktionieren, bei chronischem Mangel würden die Zähne beginnen auszufallen.

> Neben Kohlenstoff, Sauerstoff, Wasserstoff und Stickstoff sind Mineralstoffe wesentliche Bestandteile unseres Stoffwechsels.

Die Mineralstoffbilanz muß stimmen

Neben den Vitaminen sind also auch die Mineralstoffe und Spurenelemente für uns lebensnotwendig. Jede einzelne Substanz muß in ausreichender Menge vorhanden sein. Wenn nur einer dieser Stoffe fehlt, ist der reibungslose Ablauf des gesamten Stoffwechsels gefährdet. Auch kann der Mangel eines Mineralstoffs, ähnlich wie bei den Vitaminen, nicht dadurch ausgeglichen werden, daß ein anderer im Überschuß vorhanden ist. Umgekehrt kann eine zu große Menge eines bestimmten Mineralstoffs ebenfalls fatale Folgen haben. Damit dies nicht passiert, halten sich die Mineralstoffe gegenseitig in Schach. Sie korrespondieren miteinander, balancieren sich aus, so als ob sie einen Partner bräuchten, der sie daran hindert, übermächtig zu werden. Um noch einmal das Beispiel Kalzium heranzuziehen: Kalzium hält sich die Waage mit einem anderen vielseitigen Mineral, dem Phosphor. Wenn eines von beiden – etwa durch falsche Ernährung – den Minimalbedarf des Stoffwechsels kaum oder gar nicht

> Wenn Mineralien fehlen, äußert sich dies in spezifischen Mangelerscheinungen. Die Anfälligkeit für Infektionen und Nachtblindheit können eine Folge von Zinkmangel sein. Wenn Sie sich abgespannt oder schnell erschöpft fühlen, dann fehlt Ihnen möglicherweise Magnesium.

Mineralstoffe und Spurenelemente – Power für den Organismus

> **Vorsicht bei Mineralstoffmangel!**
> Wenn Sie glauben, daß Sie unter Mineralstoffmangel leiden, sollten Sie immer erst mit Ihrem Arzt sprechen, bevor Sie sich entscheiden, zusätzlich ein Mineralstoffpräparat einzunehmen!

mehr abdeckt, wird das andere bald in zu großen Mengen vorhanden sein – und damit früher oder später gesundheitsschädigende Folgen verursachen. Es ist also von entscheidender Bedeutung, darauf zu achten, daß die Mineralstoffbilanz stimmt – und das erreicht man nur durch eine ausgewogene Ernährung.

Perfekte Teamarbeit von Mineralstoffen und Vitaminen

Mineralien und Spurenelemente gehören zu den anorganischen Stoffen, d. h., sie enthalten keinen Kohlenstoff. Heute geht man davon aus, daß etwa 46 Mineralstoffe (bzw. Spurenelemente) in unserem Körper vorhanden sind, wovon rund 30 als lebensnotwendig gelten. Als Bestandteile von Knochen, Muskeln, Blut, Enzymen und Hormonen erfüllen sie alle ganz bestimmte Aufgaben. Ersetzen können sie sich gegenseitig nicht. Außerdem müssen Mineralstoffe mit den Vitaminen zusammenarbeiten. Damit z. B. Kalzium aus dem Darm aufgenommen werden kann, ist Vitamin D notwendig. Was die richtige Dosierung betrifft, so gelten für die Mineralstoffe die gleichen Gesetze wie für die Vitamine. Abgesehen davon, daß der tägliche Mineralstoffbedarf individuellen Schwankungen ausgesetzt ist, benötigen lediglich Schwangere, stillende Mütter sowie Kranke oder Raucher eine höhere Zufuhr der einzelnen Mineralien.

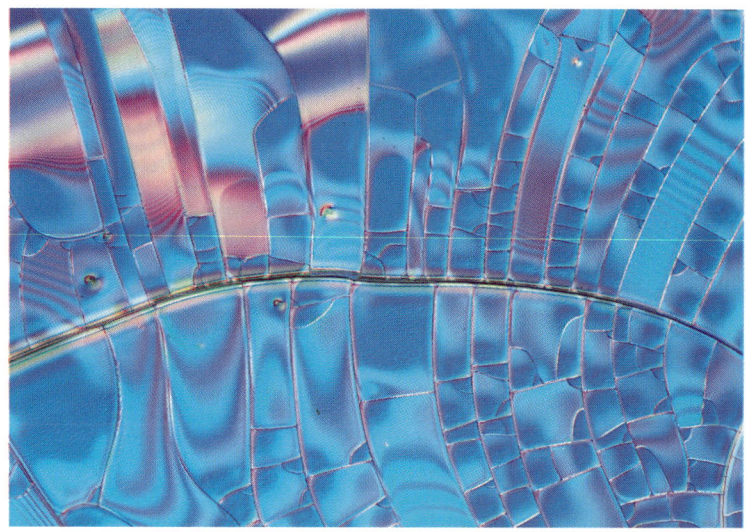

Kalzium ist einer der wichtigsten Mineralstoffe. Die Abbildung zeigt es unter dem Elektronenmikroskop in 100facher Vergrößerung.

Die wichtigsten Mineralien

Insgesamt kommen sieben Mineralstoffe in größeren Mengen in unserem Körper vor: Kalzium, Chlor, Kalium, Magnesium, Natrium, Phosphor und Schwefel. Sie gelten als Bausteine für die Gerüstsubstanz unseres Körpers, d. h. vor allem für Knochen und Muskeln, aber auch für die peripheren Nerven und das zentrale Nervensystem. Darüber hinaus sind sie wichtige Kraftstoffe für Herz und Kreislauf sowie Bestandteile von Zähnen, Haaren, Haut und Nägeln. Schließlich fungieren sie als Transporter für Sauerstoff, Vitamine, Hormone und Enzyme. Anders als die fettlöslichen Vitamine werden fast alle Mineralstoffe ausgeschieden, und zwar über die Nieren, den Dickdarm oder die Haut (Schweiß).

Mineralstoffe halten nicht nur unseren Stoffwechsel auf Trab, sie sind auch enorm wichtig für unsere geistige Leistungsfähigkeit und für unsere seelische Stabilität.

Mineralstoffe – lange von der Forschung vernachlässigt

Lange Zeit standen die Mineralstoffe und Spurenelemente als wichtige Funktionsträger im Schatten der Vitamine: Während man bereits zu Beginn dieses Jahrhunderts vieles über die Wirkungsweise der einzelnen Vitamine wußte, hat sich erst vor einigen Jahren herausgestellt, daß wir, um gesund und lebensfähig zu bleiben, auch Mineralstoffe und Spurenelemente mit der Nahrung aufnehmen müssen. Inzwischen ist wissenschaftlich eindeutig erwiesen, daß Mineralstoffe und Spurenelemente für uns genauso wichtig sind wie die Vitamine. Auch wird den Mineralstoffen und Spurenelementen dank ihrer wichtigen Schutzfunktion im Kampf gegen die sogenannten Zivilisationskrankheiten mittlerweile eine ähnlich große positive Bedeutung beigemessen wie den Vitaminen.

Magnesium ist einer der »seelischen« Mineralstoffe. Es wird für die Bildung der Streßhormone Adrenalin und Noradrenalin benötigt.

Die Menge macht's

Ob es sich um Mineralstoffe oder um Spurenelemente handelt, ist vor allem eine Frage der Mengenverhältnisse. So machen die sieben Mineralstoffe etwa fünf Prozent des gesamten Körpergewichts eines Menschen aus, während der Anteil aller Spurenelemente nicht mehr als zehn Gramm beträgt. In einigen Fällen sind

Mineralstoffe und Spurenelemente – Power für den Organismus

sich die Forscher jedoch bis heute nicht einig, ob es sich bei bestimmten Mineralien um Mineralstoffe oder um Spurenelemente handelt. Eisen wird z. B. von den einen als Mineralstoff, von den anderen als Spurenelement bezeichnet. Fest steht: Die Symptome bei Eisenmangel machen sich relativ schnell bemerkbar. Außerdem kann Eisenmangel, von dem – statistisch gesehen – übrigens eher Frauen als Männer betroffen sind, durchaus schwerwiegende Folgen für den Stoffwechsel, ja für den gesamten Organismus haben.

Typische Symptome von Eisenmangel sind: Müdigkeit, Schwäche, blasse Haut, kalte Hände und Füße, Schlaflosigkeit, brüchige Haare und Nägel, Übelkeit, Verstopfung, Durchfall, sexuelle Unlust und Impotenz.

Alle Mineralstoffe verleihen unserem Körper Festigkeit: Speziell Kalzium und Phosphor sind der »Zement« für unser Skelett, für Knochen und Zähne.

Alle Mineralstoffe auf einen Blick

Mineralstoff	Notwendig für
Kalzium	Knochen, Zähne, Blutgerinnung, Muskeltätigkeit
Kalium	Flüssigkeitshaushalt, Nervenimpulse, Entgiftung, Zellstoffwechsel, Enzyme, Haut, Sauerstoffversorgung des Gehirns, Wachstum
Chlor	Säure-Basen-Haushalt, Magensäure, Entgiftung, Hormontransport, Gelenke, Sehnen
Phosphor	Zellstoffwechsel, Zellenergie, Muskeltätigkeit, Knochen, Zähne, Nierenfunktion, Nervenimpulse, Gehirnzellen
Magnesium	Immunsystem, Enzyme, Nerven, Muskeltätigkeit, Hormontransport, Zellenergie, Körpertemperatur
Natrium	Flüssigkeitshaushalt, Säure-Basen-Haushalt, Muskeltätigkeit, Nervenimpulse, Blut, Lymphflüssigkeit, Entgiftung, Verdauung
Schwefel	Bindegewebe, Haut, Fingernägel, Durchblutung, Nerven, Zellatmung, Gallenflüssigkeit

Motoren des Stoffwechsels – unverzichtbare Spurenelemente

Bislang sind noch längst nicht alle Spurenelemente erforscht worden. Fest steht: Spurenelemente sind – wie der Name schon vermuten läßt – nur in äußerst geringen Mengen vorhanden. Sie werden nach millionstel Gramm gemessen. Wie wichtig sie im einzelnen sind, welche Mengen von ihnen nötig sind, damit der reibungslose Ablauf unseres Stoffwechsels auch wirklich gewährleistet ist, das alles wird uns die Forschung wohl erst in ein paar Jahren genau beantworten können. Immerhin konnte die Bedeutsamkeit von nahezu 25 Spurenelementen nachgewiesen werden. Auch sie kurbeln die einzelnen Stoffwechselprozesse an oder beteiligen sich am Nährstofftransport, an der Muskelarbeit oder an der Verdauung.

Die Wirkung von einigen Spurenelementen ist noch längst nicht geklärt. Möglicherweise haben Sie einen weitergehenden Einfluß, als bisher angenommen – beispielsweise im Zusammenhang mit unseren Erbanlagen.

Die wichtigsten Spurenelemente

- Eisen
- Jod
- Mangan
- Chrom
- Fluor
- Kobalt
- Kupfer
- Molybdän
- Nickel
- Selen
- Silizium
- Zink
- Bor
- Lithium
- Vanadium
- Arsen

Eine Minimenge Arsen schafft Leben

Es hat den Anschein, als ob das Element Arsen, von dem bereits ein hundertstel Gramm giftig ist, zumindest in noch kleineren Mengen lebensnotwendig sein könnte. Arsen spielt beispielsweise im Eiweißstoffwechsel eine Rolle und hat wahrscheinlich etwas mit der Vervielfältigung unserer Erbanlagen zu tun.
Zu hohe Arsenkonzentrationen sind allerdings äußerst selten: Der Körper bemüht sich, einen Arsenüberschuß über die Haare, die Haut und die Nägel wieder auszuscheiden. Eben weil Arsen für bestimmte Stoffwechselprozesse wichtig ist, hat die Natur auch organische Formen von Arsen entwickelt, die nicht oder kaum giftig sind.

Durchschnittlich nehmen wir zwischen 12 und 15 millionstel Gramm Arsen mit der Nahrung auf. Zum tödlichen Gift wird Arsen etwa bei einem zehntel Gramm.

Mineralstoffe und Spurenelemente – Power für den Organismus

Vorsicht vor schädlichen Spurenelementen!

Es gibt auch Spurenelemente, die nachweislich schädliche Folgen für den menschlichen Organismus haben. Nicht zuletzt als Folge der zunehmenden Luft- und Umweltverschmutzung ist der einzelne heutzutage kaum noch in der Lage, diesen gesundheitsschädlichen Stoffen dauerhaft aus dem Weg zu gehen. Vor allem Partikel von Schwermetallen, die in unserer Atemluft oder in unserer Nahrung enthalten sind, führen wir unserem Körper zu, ohne daß wir etwas dagegen tun können.

Das äußerst schädliche radioaktive Atom Strontium 90 ist nicht mit dem körpereigenen Strontium zu verwechseln. Körpereigenes Strontium ist sehr stabil und spielt möglicherweise eine Rolle beim Knochenwachstum. Auch wirkt es offensichtlich vorbeugend gegen Zahnverfall.

Schädliche Spurenelemente

Element	Folgen bei Überdosierung
Blei	Leberschädigungen, Zerstörung der roten Blutkörperchen und Enzyme, Vergiftung der Nieren, Nervenlähmungen
Aluminium	Eventuell Alzheimer-Krankheit
Kadmium	Nierenfunktionsstörung
Quecksilber	Zerstörung der Gene und Chromosomen in den Zellkernen
Beryllium	Zerstörung des Magnesiumdepots im Körper, Zerstörung der Enzyme, Zusammenbrüche ganzer Stoffwechselvorgänge
Wismut	Gedächtnisschwäche, Gleichgewichtsstörungen, Seh- und Hörstörungen
Strontium 90	Schädigung der Knochen und des Knochenmarks

Geheimnisvoll – die unerforschten Spurenelemente

Äußerst seltene Spurenelemente sind Rubidium, Antimon, Tellur, Titan, Germanium, Barium, Zirkonium und Kobalt. Verschiedene wissenschaftliche Untersuchungen haben zwar mittlerweile ergeben, daß diese Elemente in unserem Stoffwechsel in denkbar winzigen Dosen vorhanden sind. Doch welche Rolle diese Spurenelemente in unserem Organismus spielen, ist derzeit noch reichlich unklar. Man ist hier auf Vermutungen angewiesen.

- Rubidium: Dieses glänzende weiße Metall ist u. a. in Mineralwässern enthalten. Nur zu einem millionstel Gramm pro tausendstel Liter reichert sich Rubidium in unserem Blut an.
- Antimon: Vorwiegend in Milz, Leber und Nieren kommt dieses rare Spurenelement in unserem Körper vor. Antimon ist ein giftiges Metall, das zur Stickstoffgruppe gezählt wird.
- Tellur: Möglicherweise ist Tellur für die Knochenbildung wichtig. Immerhin nehmen wir regelmäßig Tellur mit der Nahrung auf, ohne es gleich wieder auszuscheiden – ein Hinweis darauf, daß es vom Stoffwechsel benötigt wird.
- Titan: Wohl nur eine geringe Rolle spielt Titan in unserem Organismus. Denn das Titan, das wir mit der Nahrung aufnehmen, wird in der Regel sofort wieder ausgeschieden.
- Germanium: Jeder Mensch enthält Spuren von Germanium. Da es relativ leicht in unseren Stoffwechsel gelangt und später mit dem Urin wieder ausgeschieden wird, könnte es sein, daß die Wissenschaftler eines Tages der Bedeutung von Germanium für unseren Organismus mehr Gewicht beimessen werden.
- Barium: Eigentlich ist Barium sehr giftig. Und dennoch kommt es in winzigen Spuren in unserem Innern vor. Allerdings scheiden wir Barium normalerweise schnell wieder aus.
- Zirkonium: Das Rätsel dieses Spurenelements ist bis heute nicht gelöst. Fest steht: Rund ein halbes Gramm Zirkonium reichert sich in unserem Gewebe an. Man nimmt an, daß Zirkonium für den Fettstoffwechsel wichtig sein könnte.
- Kobalt: Nicht als selbständiges Spurenelement, sondern als Teil von Vitamin B12 wirkt Kobalt bei der Bildung der roten Blutkörperchen mit. Fehlt Vitamin B12, fehlt auch Kobalt. Es könnte bei Anämie oder chronischer Müdigkeit eine Rolle spielen.

> Zirkonium wird nicht über die Nieren, sondern über die Gallenflüssigkeit ausgeschieden. Das weist darauf hin, daß Zirkonium im Fettstoffwechsel eine Rolle spielen könnte.

> Kobalt ist zwar in unseren Nahrungsmitteln ausreichend vorhanden, doch kann es nur als Bestandteil von Vitamin B12 aus tierischen Produkten vom Darm aufgenommen werden.

Forever young – das Altern der Zellen verzögern

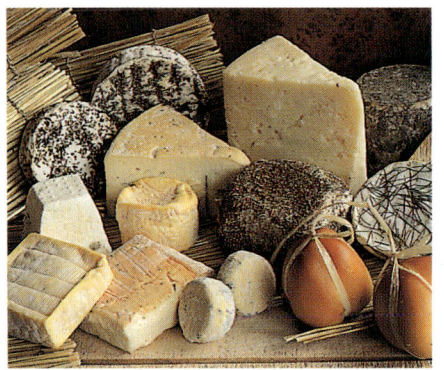

Milch und Milchprodukte wie Käse enthalten den »Knochenaufbaustoff« Kalzium.

Der Wunsch nach ewiger Jugend ist so alt wie die Menschheit. Von jeher wurde ein Wundermittel gesucht, welches das äußere Erscheinungsbild und das innere Wohlbefinden vor dem natürlichen Alterungsprozeß schützt. Dabei basiert das Altern auf biologischen Vorgängen, die schon mit der Geburt beginnen und deren Fortgang nichts und niemand verhindern kann. Fest steht allerdings auch: Eine vollwertige, nährstoffreiche Ernährung verzögert die seelischen und körperlichen Abbauerscheinungen beim Älterwerden ganz erheblich.

»Jugend« kommt von innen

Nicht die Anzahl der Jahre an sich beeinträchtigen oder verkürzen unser Leben. Es kommt vielmehr darauf an, ob und wie wir uns bereits vom Jugendalter an vor Krankheiten und späteren Alterserscheinungen schützen. Zwei Einrichtungen hat uns die Natur beschert, die ein langes, vitales Leben durchaus möglich machen: die Reparaturfähigkeit des Trägers unserer Erbanlagen, kurz DNS (= Desoxyribonukleinsäure) genannt, und ein funktionstüchtiges Immunsystem. Beide bewirken die tägliche Erneuerung der Körpersubstanz, schützen den menschlichen Organismus vor folgenschweren Krankheiten und heilen den Körper nach Verletzungen. Wenn aber die beiden Schutzsysteme durch schädliche Einflüsse von außen dauernd in ihrer Arbeit behindert werden, dann werden wir krank – und der Alterungsprozeß beschleunigt sich.

Sexuelle Unlust, Vergeßlichkeit, Nervosität, Schlaflosigkeit oder Depressionen können bereits Alterserscheinungen sein.

Ernährung – unser wichtigster Verbündeter

Der Kampf für unsere Gesundheit und gegen vorzeitiges Altern erfordert den Einsatz von wirkungsvollen Waffen, die immer auch die Reparaturfähigkeit der DNS und die Abwehrkraft des Immunsystems stärken. Zum wichtigsten Waffenlieferant wird die Ernährung. Sie ist es, die all die wundersamen Substanzen liefert, die mit den schädlichen Einflüssen, denen der menschliche Organismus tagtäglich ausgesetzt ist, spielend fertig werden. Tatsächlich kann der Mangel auch nur eines einzigen Vitamins oder Mineralstoffs den Alterungsprozeß rapide beschleunigen.

Durch regelmäßige körperliche Aktivitäten bleiben Sie jung und beweglich – auch im Kopf!

Die beiden Hauptverursacher des Alterns

Falsche Ernährung und freie Radikale halten uns davon ab, lange jung zu bleiben. Eine ausgewogene Nährstoffzufuhr wird dem menschlichen Organismus gleich in doppelter Hinsicht gerecht: als unverzichtbarer Stabilisator für die Stoffwechselfunktionen, insbesondere für das Immunsystem, und als wirksamer Schutz vor freien Radikalen.

Was passiert, wenn wir älter werden?

- Die Pumpkraft des Herzens verringert sich um etwa ein Drittel ihrer ursprünglichen Leistung.
- Die Sauerstoffaufnahme durch die Lungen reduziert sich um ungefähr 60 Prozent.
- Die Abwehrkräfte des Immunsystems werden schwächer.
- Die Filterkapazität der Nieren nimmt um die Hälfte ab.
- Die Funktionstüchtigkeit der Schilddrüse wird nach und nach geringer, und auch die Schnelligkeit der Stoffwechselprozesse nimmt ab: Das gesamte innere Leben verlangsamt sich.
- Die Übertragung von Nervensignalen wird um 20 Prozent langsamer.
- Die Darmtätigkeit wird träge. Dadurch wird der Zivilisationskrankheit Verstopfung Vorschub geleistet.
- Knochen und Rückgrat verlieren Kalzium und Mineralien: Die Körpergröße nimmt ab.
- Die Fettkonzentrationen im Blut steigen an.

> **Fazit:** Es ist ganz normal, wenn wir mit fortschreitendem Alter unsere körperliche Fitneß einbüßen. Die Verminderung unserer Leistungs- und Reaktionsfähigkeit ist die Folge von biologischen Prozessen, die sich nun einmal nicht aufhalten lassen.

Auch wenn wir es verdrängen: Leben heißt alt werden und sterben. Wenn Menschen im Alter von 80 oder mehr Jahren unter körperlichen Abbauerscheinungen leiden, so ist das ganz natürlich.

Durch falsche Ernährung vorzeitig um Jahre gealtert

Etwas anderes ist es, wenn Frauen und Männer bereits in einem Alter unter Organ- und Knochenbeschwerden, Kreislaufproblemen, Konzentrationsmängeln oder einem verlebten optischen Erscheinungsbild leiden, in dem diese »Verschleißerscheinungen« im wahrsten Sinne des Wortes unnatürlich sind und eigentlich noch längst nicht auftreten dürften. In der Regel sind solche Symptome immer konkrete Hinweise auf eine ungesunde Lebensweise. Durch falsche Ernährung, Streß, Rauchen oder übertriebenen Alkoholkonsum haben wir lange Zeit Raubbau an unserer Vitalität, unserer Gesundheit und unserem Aussehen betrieben. Das Nährstoffdepot ist so gut wie leer! Sämtliche Vitamine, Mineralstoffe und Spurenelemente wie Kalzium, Magnesium, Zink oder

Manchmal reicht es aus, seine Ernährung umzustellen, um Altersbeschwerden zu lindern!

Eisen sind nur noch in einem unzureichenden Maße vorhanden. Bei Blutuntersuchungen kann man Hinweise auf Vitamin- und Mineralstoffmangel erkennen.

Der erfahrene Mediziner weiß, was er nun zu tun hat: Er entwirft einen Ernährungsplan, mit dessen Hilfe dem vorzeitig gealterten Organismus gezielt jene Nährstoffe zugeführt werden sollen, die ihn schon nach ein paar Wochen buchstäblich verjüngen lassen – und zwar durch Vollkorn- und Milchprodukte, mageres Fleisch, Fisch, viel Obst und Gemüse. Dazu sollte viel getrunken werden, am besten Mineralwasser, ungesüßte Fruchtsäfte und Kräutertee.

Wer täglich ungefähr acht Gläser Mineralwasser trinkt, hat seinen Flüssigkeitsbedarf voll abgedeckt!

Eine »Altersdiät« ab 50 – macht das Sinn?

Wenn der Stoffwechsel auch in der zweiten Lebenshälfte noch tadellos funktionieren soll, sollte man darauf achten, daß die Nährstoffbilanz stimmt. Doch ist es nicht unbedingt nötig, eine strikte »Altersdiät« einzuhalten, die es kaum mehr erlauben würde, ab und zu an den kulinarischen Genüssen des Lebens teilzuhaben. Wenn sich ernsthafte Beschwerden wie Schwindelanfälle, Gleichgewichtsstörungen, Konzentrationsmängel oder eine anhaltende Leistungsschwäche einstellen, könnte man einige Symptome mit einer gezielten Ernährung möglicherweise lindern

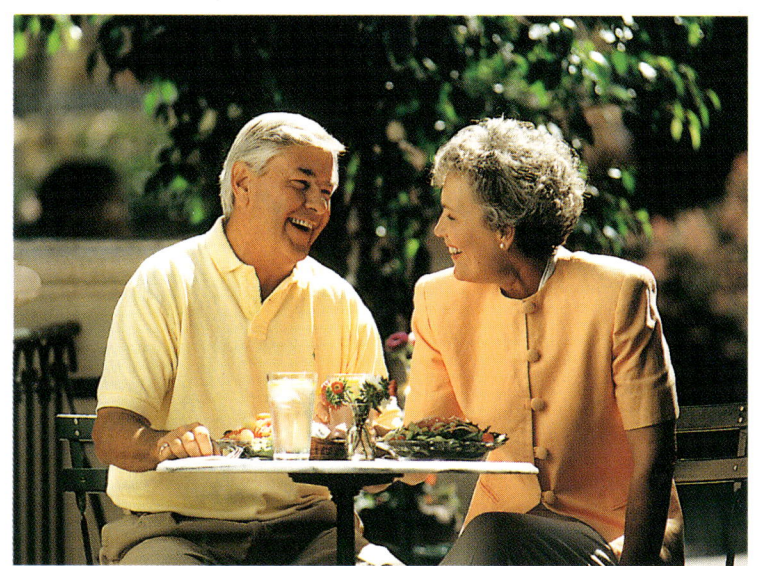

Als Regel für die Ernährung im Alter gilt: weniger, öfter und vor allem leicht und bekömmlich. Überlassen Sie den fetttriefenden Schweinebraten jüngeren Leuten.

Sich in jungen Jahren alt zu essen ist ganz einfach. Sich in späteren Jahren jung zu essen ist wesentlich schwerer!

oder sogar beseitigen. Einige Alterserscheinungen sind auf Vitaminmangel zurückzuführen. Um die Ursache für die Beschwerden eindeutig zu klären, sollte man allerdings immer zuerst mit einem Arzt Rücksprache halten. Erst dann kann man sicher sein, daß es ausreicht, die Ernährungsgewohnheiten zu ändern!

Die Sünden der Jugend – die Rache im Alter

Man kann es gar nicht oft genug betonen: Je älter wir werden, desto mehr wirkt sich die Fehlernährung auf Gesundheit und Leistungsfähigkeit aus. Und desto mehr rächt es sich, was wir in jüngeren Jahren versäumt haben. Zu viele Kalorien und Fett, zuviel Kaffee und andere Genußmittel, wie Alkohol und Nikotin, und zuwenig Vitamine, Mineralstoffe und Spurenelemente – alle kleinen und großen Ernährungssünden summieren sich im Laufe der Zeit und lassen uns mit einer vorzeitig gealterten Haut und mit vielen kleinen Wehwehchen zurück, die sich in ein paar Jahren vielleicht zu chronischen Leiden verschlimmert haben werden.

Die Gesamtwirkung der Vitamine ist entscheidend. Nur im Zusammenspiel – auch mit Mineralstoffen und anderen Körpersubstanzen – erhalten sie Ihre Jugendlichkeit.

So schützen Vitamine Ihre Jugend

Vitamin	Wirkung
Vitamin E	Schützt die Gehirn- und Nervenzellen; fängt freie Radikale, beugt der Bildung von Gefäßverengungen vor (Verkalkung)
Vitamin C	Stärkt das Immunsystem, wirkt vorbeugend bei Durchblutungsstörungen, bei Krebs und Herz-Kreislauf-Erkrankungen; sehr guter Radikalefänger, festigt die Gefäßwände und hilft bei Venenbeschwerden
Vitamin A	Wichtig für gesunde Schleimhäute
Beta-Karotin	Schützt als antioxidatives Provitamin den Körper vor freien Radikalen
Vitamin-B-Familie	Ihr Mangel beeinträchtigt die Immunreaktion der Antikörper

Die Rolle der freien Radikale

Der große Feind des Jungbleibens sind die freien Radikale. Da sie sowohl von außen in den menschlichen Organismus eindringen als auch im Stoffwechsel selbst entstehen, ist es besonders wichtig, sich vor diesen aggressiven Erregern zu schützen.

Noch einmal zur Erinnerung: Bei den freien Radikalen handelt es sich in der Regel um instabile Sauerstoffmoleküle, denen ein Elektron fehlt. Daraus resultiert ihre schädliche Wirkung. Sie sind ständig auf der Suche nach vollständigen Molekülen wie Fettsäuren und Proteinen, um sich von ihnen ein Elektron zu besorgen. So richten sie große Schäden innerhalb der Zellstrukturen an. Die Folge können schwere Krankheiten wie Krebs, aber auch die vorzeitige Alterung des gesamten Organismus sein.

Altersbedingte Pigmentflecken (Altersflecken) oder Falten sind sichtbare Ergebnisse von Zellschäden durch freie Radikale.

DNS – das sensible Reparatursystem unserer Zellen

Durch die freien Radikale ganz besonders gefährdet ist die DNS, der Ort, an dem sich die Erbanlagen befinden. Der genetische Kode steuert präzis das ganze »Zellsystem«: Er sorgt dafür, daß die abgestorbenen Zellen durch identische neue ersetzt werden. Damit wird die DNS zur wichtigsten Zellsubstanz, weshalb sie geschützt im Zellkern plaziert ist. Der größte Feind dieses sensiblen Reparatursystems sind die freien Radikale: Mit Vorliebe greifen sie die ungesättigten Fettsäuren der Zellmembran an und stoßen früher oder später zur DNS vor, um dort ihr Unwesen zu treiben. Zwar schaffen es die Enzyme, die ebenfalls in den Zellen sitzen, meistens, die verletzte DNS schnell wieder zu reparieren. Doch hängt die Effektivität, mit der sie ihre Reparaturarbeiten leisten, von einem entscheidenden Faktor ab: dem Alter der Zellen.

In den fadenförmigen Spiralmolekülen der DNS ist unser gesamtes genetisches Material einprogrammiert.

DNS – Garant für ewiges Leben

Die Menschen altern, weil freie Radikale und andere Einflüsse die Zellen und die DNS im Zellkern schädigen. Könnte die geschädigte DNS immer wieder durch die Enzyme repariert werden, wären die Menschen unsterblich!

Antioxidantien – Schutzstoffe gegen vorzeitiges Altern

Angriff auf die Jugend

Je jünger die Körperzellen sind, desto problemloser verläuft die Reparatur der DNS durch die Enzyme. Anders gesagt: Ältere Menschen sind anfälliger für die verheerende Wirkung von freien Radikalen als jüngere Menschen, und das nicht zuletzt, weil ihr Organismus schon ungleich häufiger mit den Angriffen der freien Radikale fertig werden mußte! Wenn nämlich das Reparatursystem der DNS durch freie Radikale immer wieder in seiner Funktion beeinträchtigt wird, kommt es allmählich zu den typischen Veränderungen des Alterns. Das gleiche gilt für die Abwehrkraft des Immunsystems: Je mehr es durch freie Radikale geschwächt wird, desto weniger ist das Immunsystem in der Lage, die Reparaturfähigkeit der DNS zu unterstützen.

Einen wirksamen Schutz gegen freie Radikale bieten die Antioxidantien. Neben den schon bekannten Vitaminen C und E und dem Provitamin Beta-Karotin hat sich auch das Spurenelement Selen im Kampf gegen die freien Radikale bewährt. Als Bestandteil eines Enzyms, das freie Radikale zerstört, schützt Selen die Zellmembran. Antioxidantien sind die besten natürlichen Schutzstoffe gegen die freien Radikale und durch keine andere Substanz zu ersetzen.

> Je häufiger der Körper mit Angriffen von freien Radikalen fertig werden muß, desto massiver leiden wir später unter Altersbeschwerden.

Ein Superteam

Die drei antioxidativen Vitamine arbeiten auf ganz erstaunliche Weise zusammen: Während das Vitamin E auf seinen »Rundgängen« durch den menschlichen Organismus die freien Radikale ins Schlepptau nimmt und sie damit unschädlich macht, bauen Vitamin C und Beta-Karotin das vom freien Radikal »deformierte« Vitamin E chemisch um: Das freie Radikal wird einfach »wegrationalisiert«. Gleichzeitig wird das Vitamin E wieder in seine ursprüngliche Form verwandelt, so daß es nun mit neuem

> Auch das Spurenelement Selen wird inzwischen als mögliches antioxidatives Element betrachtet.

Elan auf Radikalefang gehen kann. Doch sollte dieses fleißige Trio den freien Radikalen immer zahlenmäßig überlegen sein, damit es seiner Aufgabe gerecht werden kann. Gerade deshalb ist es so wichtig, über die richtige Ernährung dafür zu sorgen, daß das Nährstoffdepot im Körper immer ausreichend mit den Antioxidantien versorgt ist.

Frischen Sie Ihr Antioxidantiendepot auf!

- Sie können den Tag damit beginnen, daß Sie vor dem Frühstück einen Eßlöffel kaltgepreßtes Pflanzenöl zu sich nehmen – und das am besten jeden Morgen. Besonders Weizenkeim- und Sonnenblumenöl enthalten viel Vitamin E.
- Der Saft einer frischgepreßten Zitrone sollte auf dem täglichen Ernährungsplan nicht fehlen! Zweimal am Tag ein Glas Zitronensaft, und Sie haben Ihren täglichen Vitamin-C-Bedarf bereits abgedeckt.
- Es wäre sehr gut, wenn einmal am Tag dunkelgrünes Blattgemüse (Spinat, Mangold u.ä.), Salat oder Karotten auf Ihren Tisch kommen würden. So nehmen Sie genügend Beta-Karotin zu sich.
- Damit der Jungmacher Selen nicht zu kurz kommt, gönnen Sie sich am besten ein- bis zweimal die Woche ein frisch zubereitetes Fisch- oder Krabbengericht. Für jeden Tag empfiehlt sich mindestens eine Scheibe Vollkornbrot mit Käse. Denn auch in Vollkorn- und Milchprodukten ist das Spurenelement Selen enthalten.

Eine gute Regel ist: Essen Sie farbig! Mit unterschiedlich farbigen Gemüsesorten – etwa roten Tomaten, orangefarbenen Karotten, gelben Paprikaschoten und grünem Blattgemüse – bekommen Sie auch eine Vielfalt an Biostoffen.

Auch Bioflavonoide stoppen den Alterungsprozeß

Bis ins letzte Detail erforscht sind sie noch nicht. Man weiß jedoch inzwischen, daß Bioflavonoide, die man in Pflanzen, Früchten und Kräutern findet, heilend und verjüngend wirken. Manche Flavonoide wirken erwiesenermaßen belebend auf den Blutfluß und die Sauerstoffversorgung des Gehirns – und gerade diese Eigenschaften sind Gold wert, um den Alterungsprozeß zu verzögern! Derzeit kennt man ungefähr 4000 Bioflavonoide. Aber die Wissenschaftler sind zuversichtlich, daß sie in absehbarer Zeit noch einige Hundert dieser Biosubstanzen entdecken werden.

Bioflavonoide schützen nicht nur die Pflanzen vor Streß und vorzeitigem Altern, sondern auch den menschlichen Organismus.

Kalzium – ein wichtiges Verjüngungselement

Kalzium baut Knochen auf

Kalzium ist ungemein wichtig für die Knochen – allerdings nicht allein: Auch Bewegung trainiert die Knochenfestigkeit. Osteoporose (Knochenschwund) beispielsweise ist auch auf Bewegungsmangel zurückzuführen.

Unser Körper enthält rund 1,5 Kilogramm Kalzium. Kein anderer lebensnotwendiger Mineralstoff bringt es auf einen vergleichbaren Wert. Doch wenn man bedenkt, daß ca. 99 Prozent des körpereigenen Kalziums in unserem Skelett enthalten sind, wird schnell klar, warum wir es in solchen Mengen benötigen.

Das menschliche Skelett besteht aus über 200 Knochen. Zusammen mit den Gelenken und Muskeln bilden die Knochen den Bewegungsapparat. Das Knochengerüst stützt den Körper und gibt ihm seine Form. Zugleich schützt es die empfindlichsten Bereiche des Körpers: Gehirn, Rückenmark und die Sinnesorgane. Für jede Belastung unserer Knochen oder unseres Skeletts benötigt der Körper vermehrt Kalzium. Denn zusammen mit dem Phosphor ist Kalzium für die Festigkeit von Knochen und Zähnen zuständig. Doch leider ist nicht immer genügend Kalzium (und Phosphor) vorhanden.

Unter der Knochenhaut, die für die Ernährung, Durchblutung und Regeneration des Knochens verantwortlich ist, liegt die Knochensubstanz. Diese besteht zu 20 Prozent aus Wasser, zu 25 Prozent aus organischem Material und zu 55 Prozent aus anorganischen Substanzen – hauptsächlich Kalziumverbindungen.

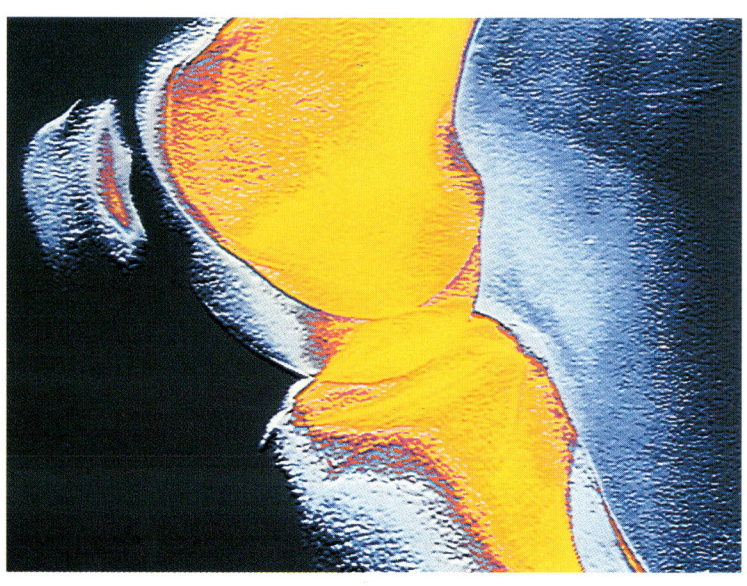

Ein Allroundtalent

Kalzium wird nicht allein von Knochen und Zähnen benötigt. Über das Blut gelangt es überall dorthin, wo es gebraucht wird. Ohne Kalzium würde eine Schnittwunde nicht verheilen, denn Kalzium ist für den komplexen Vorgang der Blutgerinnung wichtig. Darüber hinaus sorgt Kalzium für einen regelmäßigen Herzschlag, und die Kalziumteilchen helfen bei allergischen Reaktionen. Deshalb ist es von besonderer Bedeutung, immer darauf zu achten, daß der Kalziumspiegel im Blut möglichst konstant bleibt. Nur so ist der reibungslose Kalziumaustausch zwischen Zellen, Knochen und Blut dauerhaft gewährleistet.

Was passiert, wenn man die Nerven verliert?

Auch die Nerven- und Muskelzellen könnten ohne Kalzium nicht existieren. Ist nicht genügend vorhanden, um die Zellwände dieser so wichtigen Zellen zu stabilisieren, fangen unsere Nerven und Muskeln bald an, verrückt zu spielen: Es kommt zu einer allgemeinen Übererregbarkeit, die sich schnell durch Nervosität und Stimmungsschwankungen bzw. durch Muskelkrämpfe und -zuckungen bemerkbar macht. Kein Wunder, daß der Organismus sich, sobald sich hier ein Kalziummangel bemerkbar macht, sofort darum bemüht, auf jede erdenkliche Weise Kalzium zu beschaffen. Wenn er nicht mit reichlich Kalzium aus der Nahrung versorgt wird, greift er unerbittlich auf sein »eigenes« Kalziumdepot zurück – und zieht damit ausgerechnet den Knochen die Menge Kalzium ab, die er für seine biochemischen Reaktionen im Inneren benötigt.

> **Damit sich Kalzium am Knochenbau überhaupt beteiligen kann, ist es auf die Mitarbeit von anderen Nährstoffen, wie Vitamin D, Kupfer, Zink, Mangan, Fluoriden, Silizium und Bor, angewiesen. Vor allem Vitamin D sorgt dafür, daß Kalzium in unsere Zähne und Knochen eingebaut werden kann.**

> **Mehr als die Hälfte unseres täglichen Kalziumbedarfs decken wir mit Milch oder Milchprodukten ab. Doch auch manche Gemüse (z. B. Grünkohl) enthalten hohe Kalziummengen.**

Kalziumunterversorgung bei Vegetariern

So gesund sich Vegetarier auch ernähren – häufig leiden sie unter Kalziummangel, weil Kalzium aus pflanzlicher Kost nicht so gut verwertet wird wie dasjenige aus tierischer Nahrung. Deshalb empfiehlt es sich für Vegetarier, gezielt kalziumreiche Nahrungsmittel wie Käse, Mandeln, Nüsse oder dunkelgrünes Gemüse zu essen.

Kalziummangel – eine Frage des Alters

Je öfter Kalzium fehlt, desto häufiger ist der Organismus gezwungen, dem Knochenbau Kalzium abzuziehen. Dabei vergißt er niemals, wann und wie oft er durch mangelnde Kalziumzufuhr, etwa durch falsche Ernährung, vernachlässigt wurde. Und das bedeutet, daß schlimme Auswirkungen auf den Alterungsprozeß des gesamten Bewegungsapparates unausweichlich sind. Wenn nämlich bereits in der Jugend zuwenig Kalzium eingelagert wurde, treten im Alter zwangsläufig Knochendeformierungen, Knochenschwund und erhöhte Knochenbrüchigkeit auf. Das Fatale ist, daß ein Kalziumdefizit in jungen Jahren meistens erst einmal unbemerkt bleibt.

Auch Vitamin-D-Mangel wirkt sich früher oder später auf den Kalziumhaushalt aus. Vitamin D sorgt dafür, daß immer genügend Kalzium aus dem Darm resorbiert wird und in den Blutkreislauf gelangt. Also selbst wenn mit der Nahrung ausreichend Kalzium aufgenommen wird, ist das nur die halbe Miete. Wenn die Vitamin-D-Zufuhr nicht stimmt, beispielsweise weil dem Körper Sonnenlicht fehlt, bleibt ein Teil des Kalziums für den Körper nutzlos und wird völlig unverbraucht einfach wieder über die Nieren ausgeschieden.

Jede Belastung unserer Knochen, also jede körperliche Anstrengung, aber auch jede Belastung unserer Zähne (wie etwa beim Essen) verbraucht Kalzium.

Wofür Kalzium wichtig ist

- Feste Knochen
- Blutgerinnung
- Muskeltätigkeit
- Herzfunktion
- Eisenverwertung
- Gesunde Zähne
- Wundheilung
- Enzymtätigkeit
- Nerven
- Nebenschilddrüse

Ungefähr 20- bis 30mal am Tag muß der Körper seine Kalziumreserven auffüllen, damit die Arbeit der Zellen reibungslos verläuft.

Wie das Altersleiden Knochenschwund entsteht

Die bekannteste Kalziumerkrankung ist Osteoporose, der sogenannte Knochenschwund. Vor allem Frauen sind davon betroffen; rund 32 000 Frauen – im Gegensatz zu ca. 18 000 Männern – müssen sich jährlich in ärztliche Behandlung begeben, weil sie sich den Oberschenkelhals oder andere Knochen gebrochen haben. Dieses Ungleichgewicht der Geschlechter erklären sich die Fachleute mit den großen Unterschieden zwischen dem weiblichen und männlichen Hormonhaushalt: Mit dem Einsetzen der Wechseljahre kommt es zu einer verminderten Östrogenproduktion, und die Frauen verlieren bis zu anderthalb Prozent ihrer Knochenmasse. Das liegt vor allem daran, daß der Nebenschilddrüse nun nicht mehr genügend Östrogen zur Verfügung steht. Die Knochen werden nur noch in unzureichendem Maße mit Kalzium versorgt und werden immer poröser und schwächer.

Man kann also davon ausgehen, daß ein enger Zusammenhang zwischen dem Hormon Östrogen und dem Mineralstoff Kalzium besteht. Dennoch ist die Wirksamkeit von Östrogenbehandlungen während der Wechseljahre umstritten.

Vorsicht vor Mißwirtschaft im Knochenhaushalt!

Es gibt auch noch andere Faktoren, die den Knochenschwund massiv begünstigen. Immer mehr Ärzte verstehen die Osteoporose auch als eine Folge langjähriger Mißwirtschaft im Knochenhaushalt. Bis zu seinem 30. Lebensjahr legt sich der menschliche Organismus nämlich ein Kalziumdepot an, aus dem er für den Rest seines Lebens zehren wird. Je größer die erreichte Knochenmasse, desto geringer ist die Gefahr, später an Knochenschwund zu erkranken.

So beugen Sie Knochenschwund vor

- Achten Sie auf eine kalziumreiche Ernährung. Der tägliche Kalziumbedarf beträgt für einen Erwachsenen zwischen 900 und 1200 Milligramm. Frauen in und nach den Wechseljahren sollten bis zu 1500 Milligramm Kalzium pro Tag aufnehmen.
- Sorgen Sie dafür, daß Sie sich viel an der frischen Luft aufhalten. Denn Sonnenstrahlen regen die Vitamin-D-Produktion an. Und Vitamin D benötigt der Körper, damit genügend Kalzium aus dem Darm resorbiert werden kann.
- Verschaffen Sie sich regelmäßig ausreichende Bewegung. Sogar noch im hohen Alter kann Osteoporose durch eine gezielte Gymnastik gelindert werden.

Der sogenannte Witwenbuckel ist eine Folge von Knochenschwund: Durch die Verminderung der Östrogenproduktion während der Wechseljahre sacken die Wirbel des Stützgerüstes zusammen, und es kommt zur unansehnlichen Buckelbildung.

Schwangere Frauen und stillende Mütter sollten täglich bis zu 2000 Milligramm Kalzium mit der Nahrung aufnehmen.

Milch, Käse und grünes Gemüse sind die besten Kalziumlieferanten. Bei den Gemüsesorten kommt vor allem dem Grünkohl eine Spitzenposition zu. Eine Portion (200 Gramm) enthält fast soviel Kalzium wie zwei Gläser Milch.

Die wichtigsten Kalziumlieferanten

Menge	Nahrungsmittel	Kalziumanteil
0,5 l	Vollmilch (3,5 % Fett)	600 mg
0,5 l	Kefir (3,5 % Fett)	600 mg
0,5 l	Buttermilch	545 mg
50 g	Kochkäse (10 % Fett)	450 mg
50 g	Hartkäse (50 % Fett)	390 mg
100 g	Ölsardinen (mit Haut und Gräten)	330 mg
100 g	Zuckerschoten	310 mg
50 g	Schmelzkäse (20 % Fett)	300 mg
30 g	Sesamsamen	266 mg
175 g	Joghurt (3,5 % Fett)	250 mg
50 g	Weichkäse (50–70 % Fett)	220 mg
100 g	Grünkohl	212 mg
30 g	Sonnenblumenkerne	212 mg
100 g	Löwenzahnblätter	170 mg
100 g	Blattspinat	125 mg
100 g	Sahneeiscreme (im Durchschnitt)	120 mg
50 g	Haselnüsse	110 mg
100 g	Fenchel	109 mg
100 g	Brokkoli	105 mg
100 g	Mangold	103 mg
100 g	Sahnequark (40 % Fett)	95 mg
100 g	Magerquark (10 % Fett)	92 mg
100 g	Garnelen	92 mg
100 g	Lauch	87 mg
100 g	Speisequark (20 % Fett)	85 mg
100 g	Staudensellerie	80 mg
100 g	Okra	80 mg
30 g	Glatte Petersilie	74 mg
100 g	Knollensellerie	70 mg
30 g	Brunnenkresse	64 mg
100 g	Schwarzwurzeln	53 mg
100 g	Sojabohnensprossen	50 mg
100 g	Fruchteis (im Durchschnitt)	46 mg
100 g	Weiße Rüben	42 mg
30 g	Schnittlauch	40 mg

Kann des Guten auch zuviel getan werden?

So viele Vorzüge Kalzium auch hat – in ungünstigen Fällen kann ein Zuviel an Kalzium gesundheitsschädliche Folgen haben. Zwar wird überschüssiges Kalzium normalerweise in den Knochen eingelagert oder aber über die Nieren schnell wieder ausgeschieden. Bei einer Veranlagung zur Steinbildung kann es allerdings vorkommen, daß durch die übermäßige Kalziumausscheidung Nierensteine entstehen können, die sehr kalziumhaltig sind. Dagegen hilft viel trinken – am besten Mineralwasser oder ungesüßte Fruchtsäfte.

Phosphor – der komplizierte Verbündete des Kalziums

Neben dem Vitamin D ist Phosphor der wichtigste Verbündete des Kalziums, wenn es um die Stärkung des Knochenbaus geht. Doch können Phosphate, auch wenn sie mit der Nahrung aufgenommen werden, den Kalziumstoffwechsel ebenso positiv wie negativ beeinflussen. Das hängt von der aufgenommenen Menge und dem Verhältnis von Phosphor zu Kalzium ab. Wenn zuviel Phosphat vorhanden ist, bindet es sich im Darm an das Kalzium. Damit wird das Kalzium jedoch für den Organismus nutzlos: Er kann das Kalzium nun nicht mehr aufnehmen und scheidet es kurzerhand wieder aus. Umgekehrt kann ein Zuwenig an Phosphor für den Knochenbau ebenfalls sehr ungünstig sein. Vor allem bei älteren Menschen nimmt das Blut auch bei ausreichender Phosphorzufuhr einfach zuwenig Phosphor aus dem Darm auf. Schon ab dem 30. Lebensjahr sollte man sich deshalb gezielt so gesund wie möglich ernähren.

> **Für das richtige Verhältnis von Phosphor und Kalzium sind zwei Teile Kalzium und ein Teil Phosphat ideal. Wer zuviel weißen Zucker oder auch zuviel Fett ißt, stört die empfindliche Kalzium-Phosphor-Balance!**

> **Zuviel Kalzium, Aluminium und Magnesium können die Phosphoraufnahme um mehr als die Hälfte senken. Deshalb Vorsicht bei der Einnahme von Kalzium-, Aluminium- oder Magnesiumpräparaten!**

Sind Kalziumpräparate sinnvoll?

Gerade in den Wechseljahren wird den Betroffenen die zusätzliche Einnahme von Kalziumpräparaten nahegelegt. Doch inzwischen spricht vieles dafür, daß Kalzium, das dem Körper in Pillen- oder Pulverform zugefügt wird, die Knochen meistens gar nicht erreicht!

Die Sonderstellung von Vitamin E

Eine Portion Grünkohl (etwa 200 Gramm) liefert bereits ein Viertel der empfohlenen Tagesmenge an Vitamin E. Auch Vollkornprodukte haben sich als gute Vitamin-E-Lieferanten erwiesen.

Wenn es um das Thema »Altern« geht, dann ist früher oder später immer auch von Vitamin E die Rede.

Als eine Art Wunderstoff wird Vitamin E eigentlich schon seit der atemberaubenden Entdeckung gepriesen, die 1922 die amerikanischen Wissenschaftler Evans, Scott und Bishop weltbekannt machte: Sie hatten in einem Rattenversuch herausgefunden, daß die Tiere über die Nahrung mit einem ganz bestimmten Stoff versorgt werden, der für ihre Fortpflanzung unentbehrlich ist. Kurze Zeit später fand Evans heraus, daß es sich bei diesem mysteriösen Fruchtbarkeitsfaktor um Tocopherol (= Geburtshelfer), also um Vitamin E, handelt. Die Wissenschaftler waren sich schnell darüber einig, daß Vitamin E, das zunächst als wichtiger Bestandteil des Weizenkeimöls die Aufmerksamkeit auf sich gelenkt hatte, für die Stoffwechselprozesse des menschlichen Organismus einfach unentbehrlich ist.

Ein Hoffnungsträger

Inzwischen erhoffen sich besonders ältere Menschen von diesem Vitaminwunder, daß sie durch eine gezielte Einnahme von Vitamin E ihre Lebensqualität steigern können. Offensichtlich scheinen einige Studien diese Hoffnung zu bestätigen (siehe auch Seite 12). Jedenfalls waren die Ergebnisse alle ziemlich eindeutig: Danach schützt Vitamin E vor Gefäß-, Herz- und Kreislauferkrankungen, vor Entzündungen, vor Krebs und vor dem Altern der Haut. Außerdem stärkt es das Immunsystem, eine Tatsache, die vor allem für ältere Menschen von großer Bedeutung ist – vorausgesetzt, Vitamin E wird mit der Nahrung aufgenommen.

Typische Mangelerscheinungen gibt es bei einem Zuwenig an Vitamin E nicht – im Gegensatz zu den anderen Vitaminen.

Keine Sorge vor einem Vitamin-E-Überschuß!

Grundsätzlich geht die Forschung davon aus, daß auch hohe Dosen an Vitamin E (bis zu 400 Milligramm am Tag) nicht schaden können. Immerhin gehört Vitamin E zu den fettlöslichen Vitaminen, die, anders als etwa Vitamin C, im Körper angereichert und

Wie schädlich sind Megadosen?

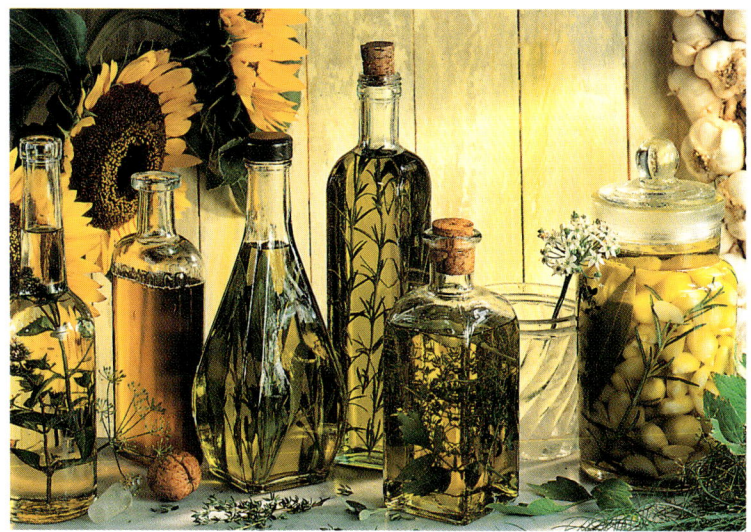

Kaltgepreßte Pflanzenöle mit einem hohen Anteil an ungesättigten Fettsäuren sind reich an Vitamin E.

bei Überschuß nicht einfach wieder ausgeschieden werden. Doch ist es eher unwahrscheinlich, daß es dem Vitamin E eines Tages ähnlich wie dem Vitamin A ergehen könnte, das ebenfalls zur Gruppe der fettlöslichen Vitamine gehört und das gerade in Verdacht geraten ist, Gesundheitsschädigungen im menschlichen Organismus auszulösen, wenn es im Körper in einer zu großen Konzentration vorhanden ist (siehe Seite 12).
Eindeutig geklärt ist es allerdings noch nicht, ob die regelmäßige Einnahme von Megadosen Vitamin E wirklich nützlich ist.

Vitamin E – ein reiner Pflanzenstoff

Lediglich Pflanzen sind in der Lage, Vitamin E zu produzieren. Vor allem pflanzliche Öle und deren Samen weisen einen sehr hohen Gehalt des Vitamins auf. Das hat seinen Sinn: Vitamin E schützt die darin enthaltenen ungesättigten Fettsäuren vor Oxidation. Fehlt dieser natürliche Oxidationsschutz, d.h., fehlt Vitamin E, wird Öl sehr schnell ranzig.
Ob ein Öl genügend Vitamin E enthält, ist zugleich ein Qualitätsmerkmal: Minderwertige Öle verfügen nämlich in der Regel nur über eine geringe Menge an Vitamin E. Die Folgen liegen auf der Hand: Diese Öle werden nicht nur schnell ungenießbar, sondern sie sind außerdem auch noch nutzlos für unsere Gesundheit!

Schwere Magen-Darm-Erkrankungen, bei denen die Fettaufnahme gestört ist, können die Aufnahme von Vitamin E behindern.

Forever young – das Altern der Zellen verzögern

Die wichtigsten Vitamin-E-Lieferanten

Menge	Nahrungsmittel	Vitamin-E-Anteil
1 EL (10 ml)	Weizenkeimöl	21,5 mg
1 EL	Leinsamen	5,7 mg
1 EL	Maiskeimöl	3,1 mg
10 Stück	Haselnüsse	2,7 mg
10 Stück	Mandeln	3,8 mg
15 g	Sonnenblumenkerne	3,3 mg
1 El	Weizenkeime	0,4 mg
200 g	Schwarzwurzeln	12,0 mg
200 g	Erbsen	10,2 mg
150 g	Himbeeren	6,8 mg
200 g	Grünkohl	7,2 mg
200 g	Knollensellerie	5,2 mg
200 g	Wirsing	5,0 mg
1 EL	Buchweizenvollmehl	0,2 mg
300 g	Spargel	4,5 mg
75 g	Weiße Bohnen	0,4 mg
75 g	Sojabohnen	0,4 mg

Weizenkeimöl hält den Spitzenplatz unter den Vitamin-E-Lieferanten. Wenn Sie allerdings fettarm essen müssen, sollten Sie es einmal nur mit Weizenkeimen versuchen, die Sie mit Milch und Früchten in Form eines Müslis zu sich nehmen können.

Vitamin E schützt vor Arteriosklerose

Wenn Vitamin E heute als mögliches Wundermittel im Kampf gegen Herzinfarkt, Krebs, Rheuma und Hautalterung angesehen wird, dann liegt das vor allem daran, daß es in seiner Eigenschaft als Radikalefänger genau die Faktoren ausschaltet, die im Verdacht stehen, diese Krankheiten zu verursachen oder zumindest zu begünstigen: freie Radikale. Schon allein in dieser Hinsicht leistet Vitamin E wirklich unschätzbare Dienste für den menschlichen Organismus. Darüber hinaus schützt Vitamin E Zellwände und Hormone. Dieser Schutz dehnt sich natürlich auch auf die Zellen in den Wänden der Blutgefäße aus – und genau hier setzt die vorbeugende Wirkung des Vitamin E gegen Arteriosklerose ein. Bei dieser Alterskrankheit lagern sich an den Gefäßinnenwänden der Arterien Fettstoffe an. Die Arterienwände verhärten sich und behindern den Blutfluß – bis die Gefäße eines Tages regelrecht verkalkt sind.

Mögliche Folgen von Arteriosklerose können sein: Nierenversagen, Angina pectoris, Herzinfarkt, Herzrhythmusstörungen und Schlaganfall.

Wie kann man sich vor Arteriosklerose schützen?

Wer sich ein Leben lang falsch ernährt hat, d. h. viel fette Wurst, Weißbrot, Zucker oder Süßigkeiten gegessen hat, könnte spätestens in der zweiten Lebenshälfte an Arteriosklerose erkranken. Besonders Cholesterin steht im Verdacht, Arteriosklerose zu begünstigen.

Deshalb ist es am besten, Sie fangen gleich damit an, cholesterinhaltige Nahrungsmittel wie Butter oder fetthaltiges Fleisch von Ihrem Speiseplan zu streichen und statt dessen auf Pflanzenöle und fettarme Kost umzusteigen. Einen natürlicheren Schutz vor Arteriosklerose gibt es nicht.

Wenn Cholesterin und Blutfette mit Kalzium eine Verbindung eingehen, die sich an der Gefäßwand festsetzt, dann entsteht über kurz oder lang Arteriosklerose!

Wofür Vitamin E wichtig ist

- Als Radikalefänger bietet Vitamin E dem menschlichen Organismus Schutz vor den gefürchteten Zivilisationskrankheiten wie Herz- und Kreislauferkrankungen, Arteriosklerose, Krebs und Rheuma.
- Vitamin E kann in geringem Maße zusammengezogene Blutgefäße wieder erweitern.
- Vitamin E verbessert die Sauerstoffversorgung und -verwertung im Gewebe. Dadurch werden so wichtige Organe wie Leber, Lunge und Haut vor Entzündungen und sonstigen Krankheiten geschützt.
- Auch für die Haut sagt man Vitamin E eine ganz besondere Schutzwirkung nach. Vitamin E soll die Haut – etwa nach einem ausgiebigen Sonnenbad – regenerieren und glätten sowie ihren Feuchtigkeitshaushalt regulieren.

Vitamin E verzögert vor allem die Hautalterung, die durch freie Radikale begünstigt wird!

Die Geheimnisse des Vitamin E

Was einige Funktionen des Vitamin E betrifft, so tappt die Forschung derzeit noch im dunkeln. Möglicherweise scheint Vitamin E auch an der Herstellung von körpereigenem Eiweiß beteiligt zu sein. Auch für den Energietransport in den Zellen sowie für die Weitergabe genetischer Informationen wird Vitamin E eine wichtige Rolle nachgesagt.

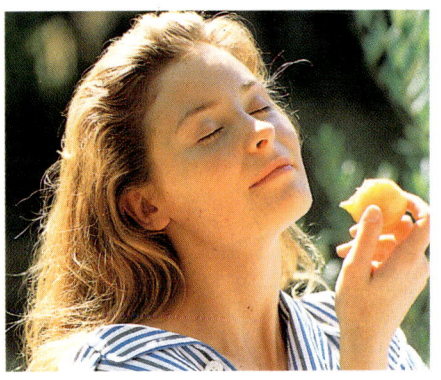

Eine vielseitige und nährstoffreiche Ernährung ist die Basis für unsere Gesundheit.

Schlank werden und natürlich schön sein

Von unserer Veranlagung her dürfte eigentlich keiner von uns mit seinem Gewicht oder seinem Aussehen Probleme haben. Die natürlichen Stoffwechselprozesse haben für den Menschen nämlich vorgesehen, daß er fit, vital und ohne Gewichtsprobleme durchs Leben geht. Doch die Realität sieht anders aus: Mit fettreicher und ballaststoff- sowie nährstoffarmer Ernährung, mit überwiegend sitzender Tätigkeit und Schlafmangel machen wir die optimale Programmierung unseres Körpers zunichte.

Der gesunde Weg zur schlanken Linie

Wem haben wir es zu verdanken, daß wir uns jahrelang dem Diktat des Normal- oder Idealgewichts unterwerfen mußten? Den unheilvollen Anfang machten die Ernährungswissenschaftler, indem sie strenge Gewichtsverordnungen festlegten – gestützt auf das Datenmaterial amerikanischer Versicherungsgesellschaften: Körpergröße (in Zentimeter) minus 100 und dann noch einmal zehn Prozent Abzug bei Männern und 15 Prozent bei Frauen. Aber wir sind wohl selbst schuld daran, daß viele auch heute noch ihr Selbstbewußtsein mit der Frage verknüpfen, ob sie idealgewichtig sind oder nicht. Inzwischen heißt es zwar von offizieller Seite, daß zehn Prozent über dem sogenannten Normalgewicht auch noch zu vertreten sei. Trotzdem scheint es immer noch »in« zu sein, daß sich vor allem Frauen durch Hungerkuren und Kalorienzählen ihre Lebensfreude vermiesen.

Mittlerweile ist das sogenannte Idealgewicht ziemlich umstritten. Neueren Untersuchungen zufolge leben »Knochengerüste« nicht länger als normalgewichtige oder sogar leicht übergewichtige Menschen.

Schluß mit den Schlankheitsdiäten!

Am besten ist es, Sie streichen das Wort »Schlankheitsdiät« aus Ihrem Wortschatz, aus Ihren Gedanken. Abgesehen davon, daß Schinderei noch nie glücklich gemacht hat, sind in den letzten Jahren so viele negative Auswirkungen von Hungerkuren bekannt geworden, daß man es besser sein läßt, den Körper zu zwingen, auf (mindestens) die Hälfte der Nahrung, die ihm zusteht, zu verzichten, zumal es hier ja immer nur um Minimalmahlzeiten auf Zeit geht. Und viele sind nach einer Diät so ausgehungert, daß sie sich erst einmal wieder richtig satt essen müssen ...
Zweifellos ist es ziemlich ungesund, wenn man zuviel Fett am Leib hat. Tatsächlich begünstigt Übergewicht z. B. vorzeitige Verschleißerscheinungen am Knochengerüst und an den Gelenken. Außerdem ist Übergewicht ein Wegbereiter für viele Stoffwechselerkrankungen. So neigen dicke Menschen zu erhöhtem Blutdruck und zu erhöhten Blutfett- und Blutzuckerwerten.

> **Vorsicht vor Hungerkuren!**
> Durch eine völlig einseitige, nährstoffarme Ernährung wird aus der Schlankheitskur schnell eine Mangeldiät! Außerdem: Bei radikalem Hungern verliert der Körper viel weniger Fett als erhofft und dafür um so mehr Wasser!

Was Sie für eine schlanke Figur tun können

1
Trinken Sie reichlich Mineralwasser, ungesüßte Fruchtsäfte oder Kräutertees. Dadurch kurbeln Sie den Stoffwechsel an.

2
Auch in alkoholhaltigen Getränken stecken die »fettmachenden« Kalorien. Am besten beschränken Sie sich auf ein Gläschen Wein zum täglichen Abendessen. Es muß ja nicht für immer sein. Aber ein paar Wochen weniger Alkoholgenuß helfen in der Regel, um innerhalb kürzester Zeit ein paar Pfunde loszuwerden.

3
Verzichten Sie auf kalorienreiche Brat- und Garmethoden. In beschichteten Pfannen, Woks, Römer- und Dampfkochtöpfen, im Grill und im Backofen benötigen Sie kein oder nur wenig Bratfett.

4
Vermeiden Sie kalorienhaltige Fett- und Zuckerkombinationen, wie beispielsweise Sahnetorten und Pralinen.

5
Essen Sie fünf- bis sechsmal täglich kleine Portionen statt zwei- bis dreimal große Mahlzeiten. Mit Snacks und kleinen Mahlzeiten kommt der Organismus besser zurecht, natürlich immer vorausgesetzt, Sie bevorzugen eine ballaststoff- und nährstoffreiche Kost. Setzen Sie Vollkornbrot mit Magerquark, Joghurt mit Müsli oder Salat mit gegrilltem Fleisch oder Geflügel auf Ihren Speiseplan. Mit dem Essen möglichst viele Proteine (Eiweiß) aufnehmen – das sollte Ihre Devise sein!

6
Folgende Nahrungsbestandteile aktivieren Ihren Stoffwechsel: Ballaststoffe, Eiweiß, B-Vitamine, Vitamin C, einfach und mehrfach ungesättigte Fettsäuren (Olivenöl, Sonnenblumenkern-, Soja- oder Maiskeimöl) statt gesättigter Fettsäuren aus gehärteten Pflanzenfetten und aus den meisten der tierischen Fette.

7
Die wirksamsten »Fettverbrenner« sind die Muskeln. Aus diesem Grund sollten Sie sich regelmäßig sportlich betätigen. Ob Schwimmen, Wandern, Radfahren, Joggen oder Aerobic – drei bis vier Stunden Ausdauertraining pro Woche genügen, um etwa 2000 Kilokalorien zu verbrennen. Aber gerade Untrainierte sollten es am Anfang nicht übertreiben: Lassen Sie es lieber langsam angehen, als den Körper gleich zu überfordern!

8
Unmittelbar vor dem Schlafengehen sollten Sie noch ein »Eiweißhäppchen« (beispielsweise Forellenfilet, ein wenig gekochten Schinken oder etwas Hähnchenfleisch) zu sich nehmen. Eiweiß wandelt der Stoffwechsel über Nacht in fettschmelzende Wachstumshormone um.

Fett – ein guter Vorrat für schlechte Zeiten

Damit Leben überhaupt existieren kann, hat die Natur für ein Energiedepot gesorgt, das den Menschen auch über »magere« Zeiten hinweghilft: die Fettzellen. In Notzeiten versorgt Fett alle biochemischen Vorgänge im Körper mit Energie. Von allen Nährstoffen hat Fett die höchste Energiedichte: Ein Gramm Fett entspricht neun Kilokalorien, während die gleiche Menge an Kohlenhydraten oder Eiweiß lediglich vier Kilokalorien aufweist. Darüber hinaus ist Fett ein wichtiger Schutz und eine gute Isoliersubstanz für innere Organe und für die Haut.

> Um eine Tafel Schokolade »abzuarbeiten«, müssen Sie 60 Minuten Skilanglauf machen.

Warum Fett dick macht

Übergewichtige Menschen haben bis zu zweieinhalbmal so viele Fettzellen wie schlanke Menschen. Hinzu kommt, daß diese Fettzellen (Adipozyten) die 100fache Größe aufweisen können. Sie haben also sehr viel Platz, um all die ungeliebten Fettmoleküle (Triglyzeride) zu beherbergen. Wenn sich die Triglyzeride erst einmal dort eingelagert haben, lassen sie sich nur sehr schwer wieder vertreiben. Normalerweise kreisen Triglyzeride im Blut. Von dort aus wandern sie entweder in die Adipozyten, oder sie werden in den Brennöfen (Mitochondrien) der Körperzellen verbrannt, wo sie zu Energie umgewandelt werden. Für diesen Verbrennungsvorgang benötigt der Körper Thyroxin, ein Hormon, das die Schilddrüse produziert. Bei jeder Form von Streß benötigen wir Energie, etwa damit der Kreislauf schneller arbeitet oder damit mehr Wärme produziert werden kann. Wenn nicht genug Triglyzeride im Blut vorhanden sind, wenden sich die Streßhormonmoleküle an die Fettzellen und greifen dort auf die Triglyzeride zurück, die sie benötigen, um sie in Energie umzuwandeln.

> Hausfrauen, Ärzte und Handwerker benötigen bis zu 600 Kilokalorien, Landwirte, Metallarbeiter und Büglerinnen sogar bis zu 1200 Kilokalorien mehr am Tag als die sogenannten Leichtarbeiter mit einer überwiegend sitzenden Tätigkeit (z. B. im Büro).

Wie viele Kalorien brauchen wir pro Tag?

Nach Angaben der Deutschen Gesellschaft für Ernährung (DGE) beträgt der tägliche Bedarf einer Frau ca. 2200 Kilokalorien, der eines Mannes ca. 2600 Kilokalorien. Diese Werte gelten für Leichtarbeiter mit überwiegend sitzender Tätigkeit.

Schlank werden und natürlich schön sein

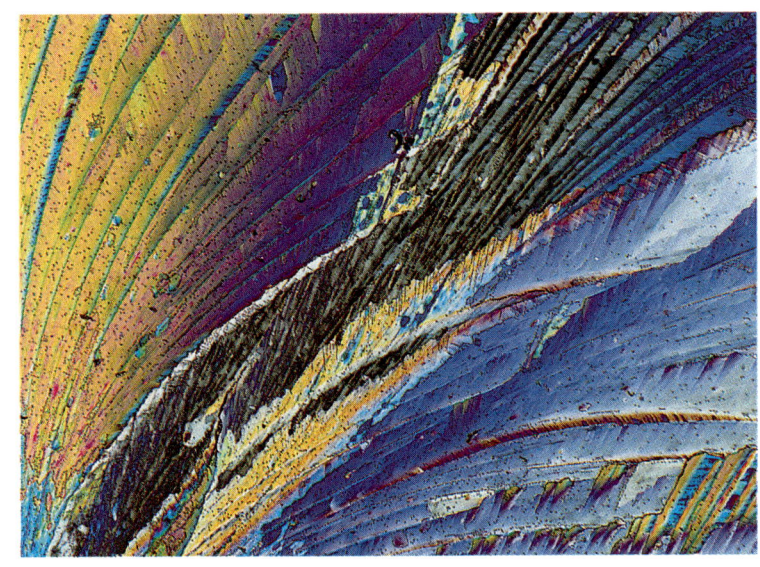

Das Hormon Adrenalin – hier eine Aufnahme durch das Elektronenmikroskop – verursacht nicht nur Streß; es hilft uns auch, schlank zu bleiben.

Fett freisetzende Streßhormone werden in der Hirnanhangsdrüse, der Bauchspeicheldrüse und im Nebennierenmark gebildet. Nachts übernehmen die Wachstumshormone die Aufgabe der Streßhormone: Auch sie rücken den Triglyzeriden in den Fettzellen zu Leibe!

Streßhormone sind wichtig für den Fettabbau

Weil durch falsche Ernährung der Stoffwechsel immer träger geworden ist, produzieren gerade Übergewichtige in der Regel viel zuwenig Streßhormone. Dadurch bleiben die Triglyzeride in den Fettzellen völlig unbehelligt. Neben dem Schilddrüsenhormon Thyroxin sind die Fett freisetzenden Streßhormone Noradrenalin, Adrenalin oder Glukagon wahre »Fettfresser«. Da sie aus Eiweiß bestehen, führt Eiweißmangel über kurz oder lang zu einem Mangel an Streßhormonen. Besonders in jüngeren Jahren ist es daher hilfreich, sich eiweißreich zu ernähren, da ab dem 40. Lebensjahr die Eiweißverwertung durch die geringere Produktion von Magensäure erschwert wird.

Kohlenhydrate – besser als ihr Ruf

Lange Zeit wurden die Kohlenhydrate als Dickmacher verteufelt. Doch inzwischen steht fest, daß man bei kohlenhydratreicher Kost normalerweise kaum Fett ansetzt. Ganz im Gegenteil: Kohlenhydrate begünstigen den Fettabbau. Besonders günstig sind Kohlenhydrate in der Kombination mit Ballaststoffen (Vollkornprodukte, Gemüse und Naturreis).

Nährstoffe – die besten Schlankmacher

Vitamin C hilft beim Fettabbau

Damit die Produktion der Fett freisetzenden Streßhormone optimal funktioniert, sind hohe Konzentrationen von bestimmten Nährstoffen, vor allem von Vitamin C, nötig. Allerdings ist Vitamin C oftmals nicht genügend vorhanden, weil das Immunsystem meistens schon vorher seine Ansprüche geltend gemacht hat: Der Kampf gegen Viren, Bakterien, Pilze, Schad- und Giftstoffe oder freie Radikale verbraucht in der Regel so viel Vitamin C, daß für die Produktion der Streßhormone einfach nicht mehr genug übrigbleibt. Hinzu kommt, daß Vitamin C als Radikalefänger auch dem Schilddrüsenhormon Thyroxin gute Dienste erweist: Wenn dem Stoffwechsel genug Vitamin C zur Verfügung steht, hängen sich gleich acht Vitamin-C-Moleküle an ein Thyroxinmolekül und schützen es so vor freien Radikalen. Nun gelangt Thyroxin ohne Probleme in die Zellen, wo es die Fettverbrennung sofort auf Hochtouren bringt.

Ernährungswissenschaftler raten übergewichtigen Menschen: »Essen Sie dreimal am Tag eine ganze Zitrone!«

Jodmangel sorgt für Übergewicht

Besonders wichtig für einen aktiven Stoffwechsel ist auch das Spurenelement Jod, die Bausubstanz der Schilddrüsenhormone. Bei Jodmangel kommt es in der Regel zu einer Kropfbildung, also zu einer Vergrößerung der Schilddrüse, um eine ausreichende Funktion aufrechtzuerhalten. Erst bei stark ausgeprägtem Mangel kann es auch zu einer Unterfunktion kommen; dann nimmt man an Gewicht zu. Das liegt vor allem daran, daß die Schilddrüse für die Produktion von Thyroxin sehr viel Jod braucht. Rund 65 Prozent des Thyroxinmoleküls bestehen nämlich aus Jod. Den Rest bestreitet die Aminosäure Tyrosin, die in Käse, Quark, Samen und Nüssen enthalten ist. Zusammen mit dem Jod sorgt Tyrosin dafür, daß das Schilddrüsenhormon Thyroxin dem Körper für die Fettverbrennung in ausreichendem Maße zur Verfügung steht.

Kein anderer Nährstoffmangel läßt sich so leicht ausgleichen wie Jodmangel. Schon wer für den täglichen Salzbedarf ausschließlich jodiertes Meersalz verwendet, versorgt sich mit der ausreichenden Menge.

Ohne Karnitin keine Fettverbrennung

Die Mitochondrien sind die Kraftwerke der Zellen. Diese Zellbestandteile sind vor allem für die Energieumsetzung zuständig.

In den letzten Jahren ist der sogenannte Fleischfaktor L-Karnitin als Schlankmacher hoch gehandelt worden. Tatsächlich ist die physiologische Bedeutung von Karnitin, das von den Vitaminforschern auch schon als Vitamin B7, B11, Bt oder Vitamin T bezeichnet wurde, unbestritten: Ähnlich wie Thyroxin schleust Karnitin Triglyzeride in die Mitochondrien, wo sie zu Energie umgewandelt werden. Manche Ernährungswissenschaftler empfehlen vor allem übergewichtigen Menschen, L-Karnitin in Form von Sirup oder Tabletten einzunehmen, wie sie in der Apotheke erhältlich sind. Andere sind jedoch der Meinung, daß der Körper synthetisch hergestelltes Karnitin gar nicht verwerten kann.

Überdies ist Karnitin gar keine essentielle Nährsubstanz! Vielmehr stellt der Körper diesen eiweißähnlichen Muskelstoff unter Beteiligung von Vitamin B6, Folsäure, Vitamin C und Eisen, vorwiegend in Leber und Nieren, selbst her. Wir müssen unseren Körper, oder besser gesagt, die Muskeln immer erst dazu bringen, Karnitin zu produzieren: Nur durch Sport können wir dafür sorgen, daß der Zellstoffwechsel auch wirklich genügend Karnitin erhält, damit die Fettverbrennung optimal funktionieren kann.

Einen kleinen Teil Karnitin können wir auch über die Nahrung aufnehmen: Vor allem Fleisch ist eine gute Quelle für Karnitin. Grundsätzlich gilt: Je dunkler das Fleisch (beispielsweise vom Rind oder vom Schaf), desto höher der Karnitingehalt.

So unterstützen Sie Ihren Stoffwechsel

● Damit die Schilddrüse optimal arbeiten kann, sollten Sie darauf achten, daß Sie mit der täglichen Nahrung immer ausreichend Jod aufnehmen.
● Eine kohlenhydrathaltige Kost (Vollkornprodukte, Gemüse, Salat, Kartoffeln, Naturreis) kurbelt den Fettabbau an.
● Um die Produktion der Fett freisetzenden Streßhormone anzuregen, sollten Sie bei Ihrer täglichen Nahrungsaufnahme berücksichtigen, daß sie viel hochwertiges Eiweiß und noch mehr Vitamin C enthält.
● Regelmäßige Bewegung, Gymnastik, Fitneßübungen und Sport helfen dem Körper beim Fettabbau.
● Eine stärkere Wärmegewinnung des Körpers steigert den Fettabbau. Spaziergänge an der frischen, kalten Luft sind deshalb ein Muß für alle, die sich mit überflüssigen Pfunden herumschlagen!

Die gesunde Ernährung im Einklang mit Ihrem Biorhythmus

Frühstück
Früchtequark, Vollkornmüsli, kalter Braten, magerer Schinken, Putenfleisch. Erlaubt sind Knäckebrot, Toast, Brötchen, Butter, Kaffee oder Tee mit Sahne, Zucker oder Süßstoff. Um auch schon am Morgen dem Organismus viel Vitamin C zuzuführen: 1 Kiwi, frischgepreßter Zitronensaft oder 1 TL Askorbinsäurepulver.

Vormittagssnack
Viel Eiweiß, viel Vitamin C, z. B. 1 Hähnchenschlegel und 1 Apfel, 60 g Hüttenkäse mit Obst oder 60 g Roastbeef mit Toast und 1 Orange.

Mittags
Fisch mit Salzkartoffeln und Salat, Putenschnitzel gegrillt mit gedünstetem Gemüse und Naturreis, Spinat und 2 Eier mit Kartoffelbrei oder Rohkostplatte mit Hühnchen- oder Schinkenstreifen und Eiern oder Gemüseteller mit Tofuschnitzel.

Nachmittagssnack
Obstsalat oder Früchte-Sahne-Joghurt oder (zum Kaffee) 1 Stück trockener Kuchen.

Abends
Krabbencocktail mit Toast und Obst oder Hähnchensalat mit Knäckebrot oder 1 mageres Steak mit Folienkartoffel oder Naturreis oder 1 bunter Salatteller mit Eiern.

Mitternachtssnack
Unmittelbar vor dem Schlafengehen sollten Sie noch Eiweißhäppchen pur (ohne Brot) zu sich nehmen, z. B. 30 g Forellenfilet, Hähnchenbrust oder Fleisch und dazu 1 ganze Zitrone essen. Daraus macht der Stoffwechsel über Nacht reichlich fettschmelzende Wachstumshormone und etwa ab vier Uhr früh die euphorisierenden Tageshormone.

Tips
Wenn Sie nachts mit Heißhunger aufwachen, dann essen Sie künftig vor dem Zubettgehen ein wenig Fett vom Schinken oder vom Fleisch mit.

Verboten sind helle Teigwaren, Zucker, polierter Reis, Süßspeisen, cremige Kuchen, Süßigkeiten, Knabbergebäck und süße Getränke. Aus der darin enthaltenen schnelllöslichen Glukose macht die Leber nämlich auch Fett.

Wer das Knabbern abends nicht lassen kann, stillt sein Bedürfnis besser mit kalorienarmen, aber vitamin- und mineralstoffreichen Karotten-, Kohlrabi-, Paprika-, Sellerie- oder Weißkohlstückchen.

So bleibt die Haut glatt und geschmeidig

Unsere Haut ist so etwas wie unsere persönliche Visitenkarte. Anhand ihrer Beschaffenheit können andere auf unser Alter und unsere Lebensweise schließen.

Eines der größten Wunderwerke der Natur ist die Haut: Mit ihren Blutgefäßen, Haarwurzeln, Nerven, Schweißdrüsen, Haarbalgdrüsen, Fettzellen, Schweißdrüsenkanälen und Talgdrüsen ist sie unser größtes, vielschichtigstes und vielseitigstes Organ.

Dabei übersehen einige, die mit der Beschaffenheit ihrer Haut unzufrieden sind, daß die Haut nicht nur eine Hülle ist, die uns vor äußeren Einflüssen schützt. Tatsächlich ist sie eng mit unserem Innenleben verbunden: Sie nimmt Kälte, Wärme, Druck und Schmerzen wahr. Bei Sport und anderen körperlichen Aktivitäten sorgt sie durch die Produktion von Schweiß für eine körperfreundliche Temperatur, und sie hilft – indem sie Wasser und Salze ausscheidet – den Nieren bei ihrer entgiftenden Filterfunktion.

Weil die Haut ihre Nährstoffe ziemlich umständlich aus dem Blut herausfiltern muß, reagiert sie besonders schnell auf einen Mangel an Vitaminen, Mineralstoffen, Spurenelementen, Proteinen und anderen Nährstoffen.

Die Haut ist ein Spiegel unseres Nährstoffhaushalts: Wenn unsere Haut gut durchblutet, glatt und geschmeidig ist, können wir davon ausgehen, daß unser Stoffwechsel genug Nährstoffe zur Verfügung hat. Eine kränkelnde, trockene, faltenreiche oder entzündete Haut ist dagegen ein ernstzunehmender Hinweis auf einen massiven Nährstoffmangel!

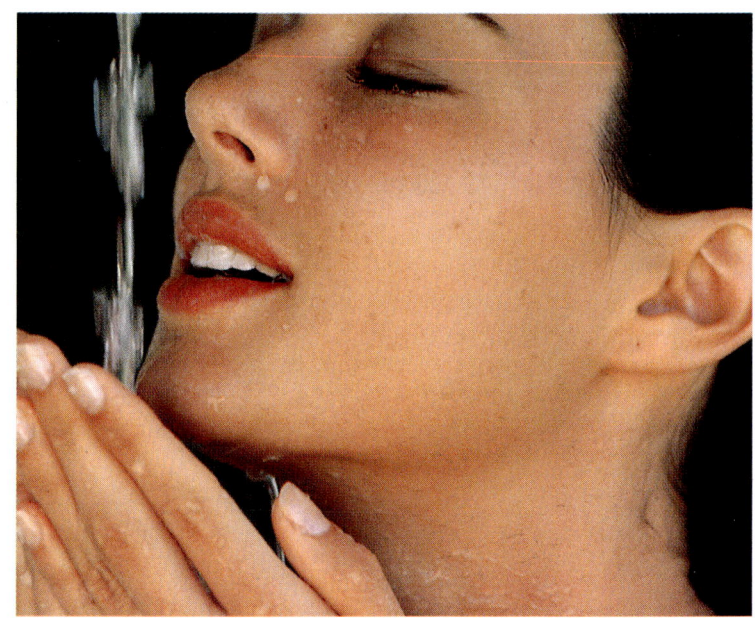

Die wichtigsten Funktionen der Haut

- Mit einer Fläche von etwa zwei Quadratmetern und einem Gewicht von ungefähr zwei Kilogramm ist die Haut unser größtes Organ.
- Als Barriere zwischen Organismus und Umwelt verhindert die Haut das Austrocknen des Körpers und das Eindringen körperfremder Erreger.
- Die Haut ist das Organ des Tast-, Wärme- und Schmerzsinnes und bietet Schutz vor mechanischen Einflüssen, wie z. B. Stößen.
- Durch ihre äußere Isolationsschicht, die Fettschicht, das Kühlungssystem des Blutgefäßnetzes und die Schweißdrüsen reguliert die Haut die Körpertemperatur.
- Die Oberhaut (Epidermis) besteht primär aus abgestorbenen Zellschüppchen (Hornschicht), die dafür sorgen, daß unser Körper nicht austrocknet.
- Die Hornschicht und das keimfeindliche Milieu der Hautoberfläche schützen uns vor Krankheitskeimen und freien Radikalen.
- Indem sich die Hornschicht verdickt und bräunt, weist sie die schädigenden UV-B-Strahlen der Sonne ab. Dabei bildet sie Melanin, ein Hautpigment, das für unsere Sonnenbräune zuständig ist. Bei zuviel Sonneneinfluß kommt die Melaninproduktion ins Stocken, bis sie schließlich ganz zum Erliegen kommt: Der Sonnenbrand entsteht.
- Die Lederhaut (Corium) sorgt für die Festigkeit und Elastizität der Haut. Sie ist mit der Oberhaut durch zapfenähnliche Ausstülpungen verzahnt und besteht aus einem dichten Geflecht von kollagenen und elastischen Fasern.

Unsere Haut besteht aus drei Schichten: Oberhaut (Epidermis), Lederhaut (Corium) und Unterhaut (Subkutis).

Die Oberhaut erneuert sich durch das Nachwachsen neuen Zellmaterials – täglich etwa 10 bis 14 Gramm – unablässig von Grund auf. Die Unterhaut speichert für das gesamte Hautorgan die Energiereserve Fett sowie Wasser. Nur wenn der Wasserspeicher ständig durch Trinken aufgefüllt wird, wirkt die Außenhaut rosig und elastisch.

Wer viel trinkt, hält seine Haut auf Trab

Wenn Sie jeden Tag zwei Liter kalorienfreies Mineral- oder Heilwasser trinken, haben Sie bereits Ihren täglichen Flüssigkeitsbedarf voll abgedeckt. Je nach Mineralwassersorte führen Sie Ihrem Körper auch noch reichlich lebenswichtige Mineralstoffe zu!

Schutz gegen eine vorzeitige Alterung der Haut

Ungefähr nach dem 25. Lebensjahr beginnt bereits der Abbau der Kollagenfasern des Bindegewebes. Und etwa mit dem 40. Lebensjahr verlangsamt sich der Energie- und Stoffwechselprozeß der Haut. Außerdem wird die Oberhaut mit zunehmendem Alter dünner und die Haut immer empfindlicher. Durch diese Faktoren verändert sich die Oberfläche der Haut: Sie wird trockener, spröder und rauher. Die ersten Fältchen bilden sich, Runzeln und Altersflecken folgen. Spätestens jetzt sollten Sie sich nicht mehr einer zu intensiven Sonnenbestrahlung aussetzen – die Haut ist nun nicht mehr so gut in der Lage, mit freien Radikalen fertig zu werden. Ansonsten ist jetzt eine gesunde, ausgewogene Ernährung das A und O für die Haut. Nur wenn ihr immer genügend Nährstoffe zugeführt werden, kann sie ihrer eigenen altersbedingten Schwerfälligkeit wirkungsvoll entgegentreten.

> **Starke Raucher haben manchmal über der Oberlippe ein zerstörtes Bindegewebe, das sich in zahllosen Fältchen zeigt. Schuld daran ist ein Mangel an Vitamin C.**

Vitamin C und Zink für eine elastische Haut

Damit die Haut schön straff und elastisch bleibt, sind besonders viel Vitamin C und das Spurenelement Zink notwendig. Diese Biosubstanzen kurbeln rund um die Uhr den Neuaufbau von Kollagen an. Darüber hinaus sorgt Vitamin C auch für ein gesundes Gefäßsystem in der Haut und damit für eine bessere Durchblutung und eine gesteigerte Sauerstoffzufuhr sowie für einen besseren Transport der anderen Nährstoffe.

Warum Zink so wichtig ist

Ein gesunder Körper enthält rund 1,8 Gramm Zink als Reserve. Als Teil des Zellgerüsts, der Horn- und Netzhaut des Auges sowie der Sexualorgane ist Zink für den menschlichen Organismus lebenswichtig. Das übrige Zink benötigt er für die Haut: Menschen mit grau-fahler, blasser oder alter Haut haben oft nur Reserven von 0,7 Gramm. Die empfohlene Tageszufuhr von etwa 15 Milligramm Zink reicht dann nicht mehr aus. Deshalb sollten Sie über den Tag verteilt immer wieder Sonnenblumen- und/oder Kürbiskerne kauen, die besonders viel Zink enthalten.

> **Auch Haarausfall kann eine Folge von Zinkmangel sein!**

Vitamin A – das klassische Hautvitamin

Das fettlösliche Vitamin A beeinflußt das Wachstum und die Zellteilungsrate der Haut. Außerdem steuert es die wichtige Hautverhornung und aktiviert das Binde- und Stützgewebe. Weil Vitamin A verhindert, daß Haut und Schleimhäute austrocknen, schützt es auch vor Infektionen. Schließlich stabilisiert Vitamin A die Zellwände und kontrolliert deren Durchlässigkeit für den Stoffwechselaustausch. Bei einem Vitamin-A-Mangel wird die Haut schuppig und grau. Darüber hinaus arbeiten Talg- und Schweißdrüsen vermindert, so daß der schützende Wasser-Fett-Mantel gestört wird – Bakterien und Krankheitserreger können nun leichter in die Haut eindringen. Da viele dieser Erscheinungen nicht nur bei fehlendem Vitamin A, sondern auch bei Vitamin-C-Mangel auftreten können, dankt Ihnen Ihre Haut eine möglichst umfassende Vitaminzufuhr.

Vitamin A kommt hauptsächlich in tierischen Lebensmitteln vor: Leber, Butter, Käse und Eigelb. Weil das fettlösliche Vitamin A im Körper gespeichert wird, sind Vitamin-A-Präparate inzwischen verschreibungspflichtig: Ein Zuviel an Vitamin A kann gesundheitsschädliche Folgen haben!

Zuviel Vitamin A kann interessanterweise auch zu krankhaften Hautveränderungen führen: Bei Patienten mit Dermatitis oder Schuppenflechte wurde festgestellt, daß gerade hohe Vitamin-A-Dosen bei der Behandlung zu trockener, sich schälender Haut und zu Einrissen in den Mundwinkeln führten.

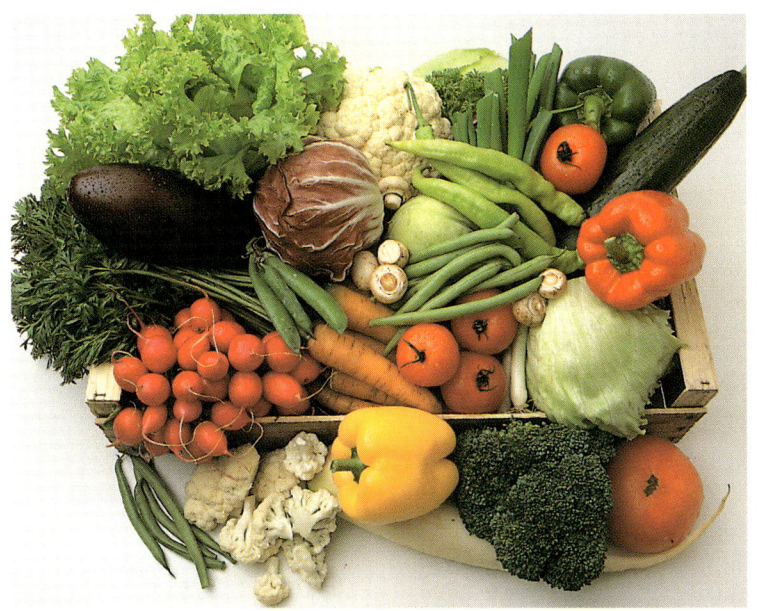

Die Vorstufe von Vitamin A, das Beta-Karotin, findet sich insbesondere in pflanzlicher Kost, beispielsweise in Karotten, Brokkoli, Spinat, Paprika und Tomaten.

Der Kneiftest bringt es ans Tageslicht

Leichte Erhebungen, nur wenige Millimeter hoch und breit und dazwischen kleine Furchen, die die einzelnen Dellen deutlich voneinander trennen – das ist das erste Stadium der gefürchteten Orangenhaut! Sobald die Orangenhaut (Zellulitis) auch von anderen bemerkt wird, sobald nicht mehr nur die Oberschenkel davon betroffen sind, ist man mindestens schon im zweiten Stadium. Im dritten Stadium hilft dann leider gar nichts mehr: Ob im Sitzen, Stehen oder Liegen – jetzt sind die Hautunebenheiten in jeder Position gut sichtbar!

Kann man etwas gegen Orangenhaut tun?

> Noch scheint das dermatologische Fachwissen nicht auszureichen, um wirkungsvolle kosmetische Maßnahmen gegen Zellulitis zu entwickeln. Immer noch sucht die Mehrzahl der Betroffenen nach geeigneten Pflegeprodukten, die effektiv und dauerhaft gegen Orangenhaut wirken.

Fast jede Frau in den modernen Industriestaaten ist inzwischen von Zellulitis betroffen. Zellulitis ist auf verstärkte Fettablagerungen im Unterhautfettgewebe zurückzuführen. Tatsächlich ist die Orangenhaut in erster Linie ein typisches Frauenleiden. Schuld daran ist – neben den Hormonen – der hohe Anteil des Fettgewebes, der beim weiblichen Körper um die 27 Prozent beträgt. Bei Männern macht er dagegen nur etwa 15 Prozent aus. Verursacht wird Zellulitis vor allem durch zwei Faktoren:

- Durch ein erschlafftes, defektes Bindegewebe
- Durch eine mangelnde Stoffwechselentsorgung

Bei Orangenhaut wird das Lymphsystem mit den Stoffwechselschlacken nicht mehr fertig und lagert überschüssige Fette einfach im Bindegewebe ab. Das Mittel zur Vorbeugung und Behandlung von Zellulitis ist die Kräftigung des Bindegewebes. Massagen und Bewegung sind dabei sehr nützlich. Noch wichtiger aber ist es, der Haut gezielt die Nährstoffe zuzuführen, die sie braucht, um das Bindegewebe zu stärken und das Lymphsystem wieder mobil zu machen. Eine eiweißreiche Kost, die zudem einen hohen Anteil des Spurenelements Zink und der Vitamine C und B6 enthält, ist für die Regeneration des Bindegewebes unerläßlich. Auch sollte die Ernährung sehr ballaststoffreich und fettarm sein. Und wenn man regelmäßig Sport treibt, dürfte man die unangenehmen Hauterhebungen bald wieder loswerden!

Die schlimmsten Hautsünden

1
Zuwenig Trinkflüssigkeit: Die Haut trocknet aus. Nur wenn der Speicher der Unterhaut ständig mit Wasser aufgefüllt ist, wirkt die Außenhaut gut durchblutet, glatt und geschmeidig.

2
Zuviel Nikotin und Alkohol: Beides führt zu Flüssigkeitsverlust, einer verschlechterten Durchblutung und zu massivem Nährstoffmangel.

3
Zuwenig Schlaf: Die Haut braucht die Regeneration, um sich dem täglichen Kampf gegen freie Radikale und andere schädliche Einflüsse von außen stellen zu können.

4
Zuwenig Bewegung: Dadurch wird Durchblutungsstörungen und einer schlechteren Sauerstoffversorgung Vorschub geleistet.

5
Zuviel Fett: Dazu zählen auch die versteckten Fette in Wurst, Gebäck und Schokolade.

6
Eine unausgewogene, einseitige Ernährung: Das Schlimmste, was wir unserer Haut antun können, ist, sie ständig mit Nährstoffen unterzuversorgen.

7
Radikale Schlankheitsdiäten: Einen zu schnellen Wechsel von gedehnter zu erschlaffender Haut verkraftet unser so wichtiges Organ ab einem bestimmten Alter nicht mehr. Darüber hinaus geht mit der Kalorienbeschränkung in der Regel immer auch eine Nährstoffbeschränkung einher.

8
Zuviel UV-Einstrahlung von Sonne und Solarien: Bei UV-Strahlung wird die Haut vor allem von freien Radikalen attackiert. Das begünstigt massiv die Hautalterung.

9
Zu wenige Vitamine: Vor allem Vitamin C, B-Vitamine, das Provitamin Beta-Karotin, Vitamin E und die Mineralstoffe Schwefel und Zink sind die wichtigsten Nährstoffe für unsere Haut.

Unsere Nachbarn in den südlichen Ländern haben meistens deshalb so eine gleichmäßig gebräunte Haut, weil sie bei der starken Sonneneinstrahlung viel Obst, Salat und Gemüse essen, in denen die Radikalefänger Vitamin C und E enthalten sind.

Vitamine als Zusätze in Pflegeprodukten dürften lediglich die Umsatzzahlen der Kosmetikindustrie ankurbeln. Ob sie der Haut wirklich nützen, ist fraglich.

Ist Vitaminkosmetik sinnvoll?

Die Mehrzahl der Wissenschaftler verneint dies. Schön wäre es ja, wenn Vitamine als wirksame Hautverschönerer von innen und von außen wirken könnten. Doch effektiver ist es, »Anti-Falten«-Kuren über die Ernährung durchzuführen.

Schwefel – das Schönheitsmineral für Haare und Nägel

Das Haar ist ein Blickfang, der gepflegt werden muß

Rothaarige Menschen haben den höchsten Schwefelgehalt im Haar.

Nicht nur die Haut, sondern auch das Haar bestimmt mit seinem Aussehen, seiner Farbe und seiner Struktur unser Erscheinungsbild. Genaugenommen sind Haare tote Materie: eine verhornte Zellsubstanz, die zu 97 Prozent aus Keratin, einem schwefelreichen Protein, besteht. Überhaupt befindet sich der meiste Schwefelanteil im Gehirn, im Haar, in den Finger- und Zehennägeln.

Die Hauptaufgabe des Haars besteht darin, den empfindlichsten Teil unseres Körpers vor Umwelteinflüssen zu schützen: unseren Kopf, in dem sich unser Gehirn befindet.

Ob wir rot-, blond-, braun- oder schwarzhaarig sind, hängt von den unterschiedlichen, genetisch bedingten Melanineinlagerungen ab. Grau wird das Haar, wenn mit zunehmendem Alter die Farbstoffbildung nachläßt und sich kleine Luftbläschen in ihm einlagern.

Haare – der Seismograph unseres Wohlbefindens

Mit Färbe- und Bleichmitteln, Festigern, Gels, Lockenwicklern, Farb-, Lack- und anderen Chemikalien kann man sein Haar regelrecht zugrunde richten.

Als Sprößlinge der Haut sind auch die Haare darauf angewiesen, daß sie über den Stoffwechsel und das Blut immer mit genügend Nährstoffen versorgt werden, um füllig und glänzend auszusehen. Nur ein paar Tage, an denen wir zuviel geraucht, zuviel Alkohol getrunken und vielleicht auch noch zuwenig geschlafen haben, genügen bereits, und das Haar wirkt dünn, glanzlos und kränklich.

Weil das Haar hauptsächlich aus Protein besteht, benötigt es folglich viel Eiweiß über die Nahrung. Über das Protein werden dem Haar auch die beiden Aminosäuren Zystein und Methionin zugeführt, die beide Schwefel enthalten – den Mineralstoff, von dem die Gesundheit des Haars im ganz besonderem Maße abhängt.

Gerade Streß leistet chronischem Eiweißmangel Vorschub, weshalb besonders in der heutigen Zeit, in der Hektik und Kurzlebigkeit unseren Alltag bestimmen, die Haarprobleme immer mehr zunehmen. Und je stressiger wir leben, desto mehr lassen leider auch unsere Ernährungsgewohnheiten zu wünschen übrig: Wenn man sich bis dato vorwiegend von nährstoffarmer Kost wie Kuchen, Weißbrot, Süßigkeiten, Pommes frites oder fetthaltigem Fleisch ernährt hat, dann fehlen dem Haar mit Sicherheit die schwefelhaltigen Aminosäuren.

Eier – die besten Lieferanten für Schwefel

In den letzten Jahren sind die Eier als Nahrungsmittel ziemlich in Verruf geraten. Als »Cholesterinbomben« waren und sind Eier nach wie vor verschrien. Inzwischen mehren sich die Zweifel, ob Cholesterin tatsächlich so schädlich ist, wie jahrelang angenommen wurde. Abgesehen davon hat sich gezeigt, daß die in Süßigkeiten enthaltene Glukose weitaus gefährlicher für den Cholesterinspiegel ist: Glukose wird nämlich nicht einfach wieder ausgeschieden, sondern gnadenlos in Fett umgewandelt!

Eier sind gleichwohl wichtige Schwefellieferanten, auf die unser Organismus schlecht verzichten kann. In den Eiern ist der Schwefel an Aminosäuren gebunden, die dafür sorgen, daß er auf dem kürzesten Weg in die Haare gelangt. Vier Eier pro Woche sollten Sie essen, wenn Sie Ihren Haaren etwas Gutes tun möchten. Ansonsten haben sich auch »Eierkuren« bewährt, die von außen auf die Haare aufgetragen werden: Zwar nützt es dem Haar kaum, wenn von außen Schwefel hineintransportiert wird, da äußere Anwendungen das Haar nicht gesünder machen können. Doch ist eine Kopfwäsche mit einer Eigelbmischung besonders schonend für die Haare.

Jedes einzelne Haar besteht aus drei Schichten: der inneren Markschicht, die umgeben ist von der Faserschicht, und der äußeren Hornschicht.

Neben einer gesunden Ernährung ist es wichtig, daß die Haare und vor allem die Kopfhaut ausreichend frische Luft bekommen.

Auf das Zink-Kupfer-Verhältnis kommt es an!

Neben Schwefel, Eiweiß und Vitaminen braucht das Haar vor allem Zink. Wenn Zink in der Nahrung fehlt, steigt automatisch die Kupferkonzentration im Blut an, was u. a. auch zu Haarausfall führt. Schwangere Frauen, aber auch Frauen, die die Antibabypille nehmen, haben in der Regel erhöhte Kupferwerte – und klagen häufig über Haarausfall!

Fingernägel – ein Spiegel unserer körperlichen Verfassung

Wie die Haare, so sind auch unsere Finger- und Zehennägel abgestorbene Horngebilde unserer Oberhaut. Dabei sind die Nägel zu einer etwa einen halben Millimeter dicken, leichtgewölbten Hornplatte ausgebildet. Die Nagelplatte ruht auf dem durch Blutgefäße gutversorgten Nagelbett und mündet mit der Nagelwurzel in die Nageltasche. Von der Wurzel, dem sogenannten Möndchen, wachsen die Nägel herauf. Durchschnittlich erneuert sich ein Fingernagel etwa alle drei bis fünf Monate.

Ähnlich wie Haare und Haut können uns auch unsere Fingernägel deutliche Hinweise auf unsere körperliche Verfassung geben. Starke und glatte Nägel ohne Rillen und Flecke deuten auf einen gesunden Organismus. Sind sie dagegen glanzlos, schnell brüchig, rissig und verformt, kann dies auf einen Vitamin- und Mineralstoffmangel hinweisen. Auch Verdauungs- und Durchblutungsstörungen sowie Hauterkrankungen und Allergien können sich hinter pflegebedürftigen und unschönen Fingernägeln verbergen.

Zwar ist bereits in unseren Erbanlagen festgelegt, ob unsere Nägel eher fest und glatt sind oder weich und brüchig, aber durch eine gezielte Änderung der Eßgewohnheiten kann man für die Fingernägel schon viel Gutes bewirken!

Bei der indischen Heillehre Ayurveda ist die Beurteilung der Nägel wichtiger Bestandteil für die Diagnose des Gesundheitszustandes.

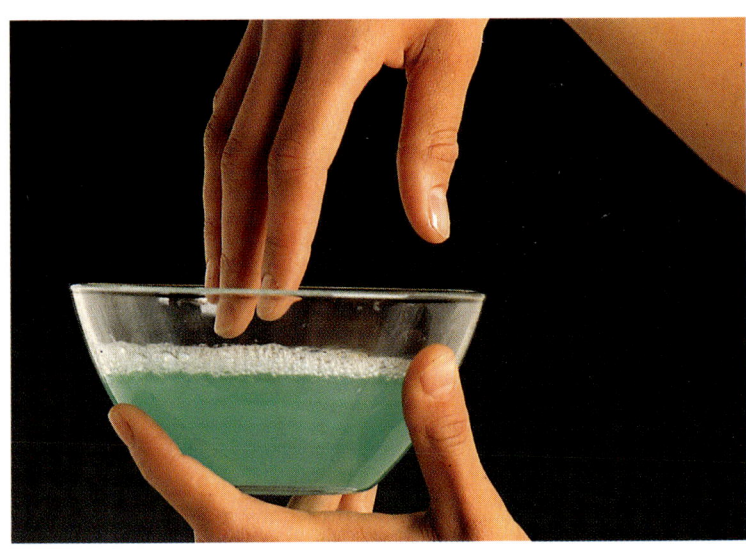

Nehmen Sie sich regelmäßig einmal die Woche Zeit für die Pflege Ihrer Nägel! Bewährt haben sich besonders Ölbäder (z. B. Zitronenschalenöl für brüchige Nägel) und milde Seifenlaugen.

Eine Gruppe, die es in sich hat – die Vitamin-B-Familie

Alle Vitamine der B-Gruppe spielen im Stoffwechsel eine große Rolle, weshalb sie auch für Haut, Haare und Nägel besonders wichtig sind. Dabei ergänzen sich die einzelnen B-Vitamine gegenseitig: Nur ihr reibungsloses Zusammenspiel garantiert eine optimale Versorgung. Als Bestandteile von Enzymen, die für die Energiefreisetzung der Hauptnährstoffe im Stoffwechsel zuständig sind, können sie durch keine anderen Substanzen ersetzt werden. Eine ausgewogene Ernährung, die aus Vollkorn- und Milchprodukten, Fleisch und Gemüse besteht, sorgt für eine ausreichende Versorgung des Organismus mit den B-Vitaminen.

Hautekzeme durch Vitamin-B-Mangel

Besonders wichtig für Haut, Haare und Nägel sind die beiden Vitamine B2 (Riboflavin) und B6 (Pyridoxin). So kann ein Vitamin-B2-Mangel über kurz oder lang zu entzündlichen Hautveränderungen oder zu einer Hohlnagelbildung führen. Auch durch das Fehlen von Vitamin B6 wird die Haut unterversorgt. Sie reagiert dann mit Jucken oder Brennen, aber auch mit Ekzemen oder eingerissenen Schleimhäuten an Mund und Lippen. Ebenso wird die Neigung zu fettigem Haar oder zu Haarausfall mit einem Mangel an Vitamin B6 in Verbindung gebracht.

> Wenn der Arzt Ihnen einen Vitamin-B-Mangel attestiert hat, können Sie bedenkenlos Vitamin-B-Präparate einnehmen: Da es sich um wasserlösliche Vitamine handelt, scheidet der Körper die überschüssige Menge sofort wieder aus!

Biotin und Co. – ein Muß für Haut und Haare!

Auch sie werden zu den wasserlöslichen Vitaminen gezählt: Biotin, Niazin, Linolsäure, Pantothensäure oder Folsäure. Alle diese Stoffe sind Biosubstanzen, die für Haut und Haare von besonderer Bedeutung sind: Ohne Linolsäure müßte die Haut auf ihren schützenden Fettmantel verzichten, ohne Biotin würden Haare kaum mehr wachsen und die Haut würde sich kaum mehr regenerieren können. Niazin spielt offensichtlich bei energieliefernden Prozessen eine wichtige Rolle. Der Organismus kann diesen Biostoff zwar selbst herstellen, doch ist er dafür auf eine gute Versorgung mit allen Vitaminen der B-Gruppe angewiesen. Auch wird Niazin inzwischen verstärkt bei der Behandlung von Sonnenall-

> Spinat ist das Gemüse, das sowohl Vitamin B2 als auch Vitamin B6 enthält. Außerdem besitzt Spinat eine Fülle an Biostoffen, die ihn zu einem richtigen Heilmittel machen.

ergien eingesetzt. Pantothensäure hilft u. a. beim Abbau von Fetten, Aminosäuren und Kohlenhydraten. So hat Pantothensäure einen günstigen Einfluß auf Wundheilung, Schleimhautentzündungen und Haarausfall. Folsäuremangel kann schließlich zu einer starken Beeinträchtigung des Haarwachstums führen.

Hierzulande ist Folsäuremangel gar nicht so selten. Ursache dafür ist, daß Folsäure sehr hitze- und lichtempfindlich ist, was in unserer Küchenpraxis häufig nicht berücksichtigt wird.

Auch Pantothensäuremangel kann fleckige Rötungen auf der Haut verursachen!

Wenn Haut und Haare leiden

Symptome	Mangel u. a. an
Zu starke Verhornung	Vitamin A, Niazin
Ungenügende Verhornung	Vitamin A
Übermäßig trockene Haut	Vitamin A, E, Biotin
Sehr schuppige Haut	Vitamin A, E, B2, B12, Biotin
Gestörte Talgdrüsenabsonderung	Vitamin A, Biotin
Neigung zu Akne	Vitamin A, B2, B6
Ekzeme	Vitamin D, Kalzium
Schuppenflechte	Vitamin D, Folsäure
Fleckige Rötungen	Vitamin B2, Niazin
Seborrhö	Vitamin B2, B12, Biotin
Hautentzündungen	Vitamin C, B6, B12, Eisen
Erweiterte, rote Äderchen	Vitamin B12
Grau-fahle, blasse Haut	Biotin, Kalzium, Eisen
Fischschuppenkrankheit	Biotin
Hautrisse, rauhe Haut	Niazin, Magnesium, Pantothensäure
Mangelnde Hautelastizität	Eisen, Kupfer
Pigmentstörungen	Kupfer
Rhagaden (Risse an den Mundwinkeln)	Vitamin B2, Magnesium, Eisen
Entzündungen an den Lippen	Vitamin B2
Schleimhautentzündungen	Vitamin C, B2, B6
Zahnfleischentzündungen	Vitamin C, Niazin
Längsrillen an Fingernägeln	Vitamin A
Brüchige Fingernägel	Biotin, Eisen, Zink
Fettige Haare	Vitamin B6
Abnorme Schwielenbildung	Niazin
Haarausfall	Kalzium, Eisen, Zink, Mangan, Kobalt, Chrom
Verzögerte Wundheilung	Vitamin C, Zink

Strahlende Augen durch Vitamin A und Spurenelemente

Es heißt, daß die Augen zu 90 Prozent über die Ausstrahlung eines Menschen entscheiden. Danach bestimmen Farbkraft, Glanz und Feuer der Augen, ob jemand auf uns charmant und charismatisch, freundlich, offen oder abweisend und verschlossen wirkt. Um so wichtiger ist es also, daß wir, wenn wir uns um das Wohlergehen unseres Organismus kümmern wollen, auch unsere Sehorgane nicht aus den Augen lassen. Die Augen verändern ihren inneren physiologischen Zustand unablässig. Ausdruck, Sehschärfe, Augeninnendruck, Durchblutung und die Nährstoffversorgung wechseln quasi von Sekunde zu Sekunde. Das äußert sich sogar in unserem Sehvermögen: Zu der einen Tageszeit sehen wir besser, zu einer anderen schlechter.

> Nährstoffmangel macht Augen müde und stumpf. Sind sie dagegen mit Vitaminen und Mineralstoffen optimal versorgt, setzt das charismatische Strahlen ein.

Was uns Augen alles verraten können

Keine Frage: Unsere Augen sind der Spiegel unserer Seele. Über die Augen signalisieren wir unserer Umwelt, ob wir traurig, ängstlich oder glücklich sind. Darüber hinaus ist das Auge ein äußerst wichtiges Sinnesorgan: Erst unsere Fähigkeit zu sehen stellt den Kontakt zur Außenwelt her. Weil die Augen für unsere Lebenserhaltung so bedeutsam sind, werden sie auch besonders schnell mit Nährstoffen versorgt, wenn die Notwendigkeit dazu besteht. Innerhalb weniger Sekunden werden sie um das 20fache besser durchblutet und mit Sauerstoff versorgt als andere Körperteile. Innerhalb von Zehntelsekunden schießen Nervenreizstoffe (Neurotransmitter) über die Nervenleitbahnen ins Auge und sorgen zusammen mit Enzymen und bestimmten Reizsubstanzen für eine gute Sehschärfe und für einen positiven Ausdruck.

Augen, die ständig mit bestimmten Vitaminen, Enzymen oder Spurenelementen versorgt sind, strahlen schöner als die Augen eines Menschen, dessen Stoffwechselfunktionen gestört sind. Das geübte Auge des Mediziners kann deshalb häufig schon an den Augen erkennen, ob jemand krank ist.

> Wenn sich im Blick eines Menschen Leidenschaft, Liebe oder Verlangen offenbart, so ist dies nichts anderes als eine Spontanversorgung mit Nährstoffen, die blitzschnell in die Augen transportiert wurden.

Der wichtigste Nährstoff für die Augen – Vitamin A

Das wichtigste Vitamin für unsere Augen ist das Vitamin A. Die Netzhaut (Retina) des Auges formt Sehpigmente, indem sie Vitamin A und das Protein Opsin zum sogenannten Sehpurpur (Rhodopsin) zusammenbindet. Dieses Sehpurpur ermöglicht es dem Auge, Licht, Eindrücke und Farben aufzunehmen. Fehlt Vitamin A, ist die berühmte Nachtblindheit auf Dauer unvermeidlich: Die Sehkraft ist im Dunkeln so geschwächt, daß es unmöglich wird, sich ohne Licht zu orientieren. Ein chronischer Vitamin-A-Mangel hat erwiesenermaßen schlimme Folgen: Es kommt zu verhornten Flächen an der Augenbindehaut und zu Geschwürbildungen an der Hornhaut, die bis zur Erblindung führen können.

> Manche Frauen leiden während ihrer Monatsblutung unter Sehschwäche. Schuld daran sind bestimmte Sexualhormone, die einen Vitamin-A-Mangel hervorrufen können.

Damit Sie immer den richtigen Durchblick haben

- Sie sollten bevorzugt Brokkoli, Feldsalat, Mangold, Spinat, Grünkohl, Paprika, Tomaten oder Karotten essen, wobei immer auch ein Schuß Öl hinzugefügt werden muß, damit die Darmschleimhaut das Provitamin A (Beta-Karotin) überhaupt aufnehmen kann. Wie das Vitamin A gehört nämlich auch Beta-Karotin zu den fettlöslichen Substanzen.
- Auch ein Vitamin-E-Mangel kann sich ungünstig auf die Sehfähigkeit des Auges auswirken. Deshalb lohnt es sich, die Mahlzeiten zusätzlich mit kaltgepreßten Pflanzenölen, Nüssen, Sesamkörnern oder Sonnenblumenkernen anzureichern.
- Ebenfalls für die Augen besonders wichtig sind Vitamine der B-Familie sowie die Spurenelemente Zink und Selen. Deshalb: Bevorzugt mageres Fleisch, Milch- und Vollkornprodukte essen!
- Gönnen Sie Ihren Augen Erholungspausen, indem Sie täglich zwischendurch einfach ein paarmal hintereinander die Lider schließen. Und nachts sollten Sie für genügend Schlaf sorgen.
- Viel Bewegung an der frischen Luft fördert die Durchblutung und sorgt zugleich für eine gute Nährstoffversorgung der Augen.
- Lesen bei ungenügender Beleuchtung sowie zuviel Fernsehen sollte man vermeiden! Beides strengt die Augen auf Dauer zu sehr an. Dazu gehört übrigens auch das ständige Starren auf den Computerbildschirm.

> Menschen, die viel Süßigkeiten, Zucker, Weißbrot, Kuchen und polierten Reis essen, neigen zu Kurzsichtigkeit.

Die ganze Nährstoffpalette beachten

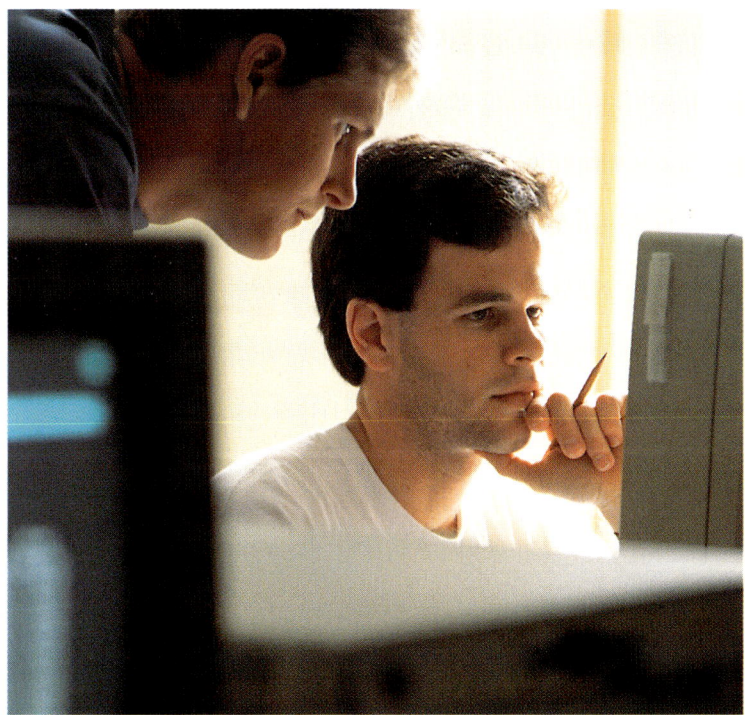

Wer acht Stunden täglich vor dem Computer verbringt, sollte seinen Augen stündlich eine Pause von ungefähr fünf Minuten gönnen.

Gönnen Sie Ihren Augen die richtigen Nährstoffe!

Wer meint, mit einem regelmäßigen Verzehr von Brokkoli, Karotten, Mangold oder Tomaten könne er prinzipiell jeder Unterversorgung, die für die Augen schädlich ist, entgehen, der hat sich leider getäuscht.

Tatsächlich bedarf es noch einer ganzen Reihe von verschiedenen Nährstoffen, ohne die die Augen ihre Funktionsfähigkeit einbüßen würden. So sind beispielsweise das Vitamin B6 sowie das Spurenelement Zink ebenfalls am Stoffwechsel des Sehpurpurproteins beteiligt. Auch Vitamin B2 wirkt am Sehvorgang in der Netzhaut mit, in der es – ebenso wie in der Linse und der Hornhaut – in relativ großen Mengen enthalten ist. Das Vitamin C ist schließlich unerläßlich für die Stärkung der Augennerven und für die Verbesserung des Blutflusses in der Netzhaut. Sie brauchen bis zu fünfmal mehr Vitamin C, wenn Sie bei schlechtem Licht lesen oder in trockener, stickiger Luft über mehrere Stunden ohne Pause vor dem Bildschirm eines Computers arbeiten!

**Wußten Sie schon?
Je länger Ihre Augen brauchen, um sich an dunkle Lichtverhältnisse anzupassen, desto größer ist Ihr Mangel an Vitamin A.**

Gesunde Zähne – auf den richtigen Biß kommt es an

Prähistorische Funde von menschlichen Überresten belegen, daß Zähne den Verwesungsprozeß länger überdauern als alle anderen Körpergewebe.

Nicht zuletzt weil unsere Vorfahren so gut zubeißen konnten, war es ihnen seinerzeit möglich, sich zu behaupten. Tatsächlich sind unsere Zähne die »härtesten Stoffe« in unserem gesamten Organismus – sie sind sogar noch stabiler als die Knochen. Diese besonders extreme Verdichtung seines Gewebes erreicht der Körper nur, indem er allerhöchste Konzentrationen Kalzium sowie große Mengen an Phosphor und Magnesium zur Verfügung stellt. Das Alveolarbein, in dem die Zähne wurzeln, ist der Knochen mit dem stärksten Kalziumumsatz. Die Oberfläche des Zahns wird wiederum durch ein anderes lebenswichtiges Spurenelement gehärtet: durch Fluor. Fluoride bezieht der Organismus normalerweise aus dem Trinkwasser, aus Getreidenahrung, aus Fisch und aus schwarzem Tee.

Ohne Vitamine keine gesunden Zähne

Wo Kalzium eine Rolle spielt, ist auch die Anwesenheit von Vitamin D unerläßlich. Bereits im Zusammenhang mit der Struktur und dem Aufbau der Knochen (siehe Seite 38ff.) ist deutlich geworden, daß das so wichtige Beschaffungsprogramm für Kalzium ohne Vitamin D nicht funktionieren würde. Zugleich hilft das Vitamin A bei der Bildung des Zahnbeins und des Zahnschmelzes mit. Vitamin C hält das Zahngewebe robust und elastisch.

Meeresfrüchte, Käse, Fleisch und schwarzer Tee sind ideale Fluorlieferanten.

Zahnpasta ist kein Schutz vor Karies!

Das beste Schutzmittel gegen Karies ist Fluorid. Es lagert sich im Zahnschmelz ab und bildet dort eine harte Schutzschicht, die von den Kariesbakterien nicht durchdrungen werden kann. Auch wenn die Werbung etwas anderes verspricht: Zahnpasta mit Fluoridanreicherungen ist so gut wie wirkungslos. Einzig fluoridreiches Trinkwasser und die Ernährung können uns vor Karies schützen.

Gegen Karies ist kein Kraut gewachsen

Wenn wir uns falsch ernähren, sind in der Regel die Zähne als erste davon betroffen. So leidet heutzutage bereits nahezu die Hälfte der Dreijährigen unter Karies. Je älter die Menschen werden, desto erschreckender sieht die Gesundheitsbilanz der Zähne aus: Kaum jemand hat im zarten Alter von 20 Jahren noch keine amalgamhaltigen oder goldenen »Zeichen« im Mund, die untrüglich auf mehr oder weniger häufige unangenehme zahnärztliche Behandlungen schließen lassen.

Bei Karies entkalkt sich nach und nach das harte Zahnmaterial. Dadurch baut sich der Zahn quasi von außen nach innen ab. Schuld daran ist fast immer eine falsche Ernährung, denn Bakterien, die sich vor allem aus Kohlenhydraten und Glukose ernähren, zerstören erbarmungslos die Oberfläche des Zahns. Wenn nicht rechtzeitig etwas gegen Karies unternommen wird, fallen Kalzium und Phosphat einfach irgendwann aus dem Zahn heraus: Was mit lästigem Zahnbelag (Plaque) beginnt, hört mit einem Loch im Zahn auf.

Für die tägliche Zahnpflege empfehlen Zahnärzte dichtgebündelte Zahnbürsten mit abgerundeten Borsten, die etwa alle drei Monate erneuert werden sollten.

Nach jeder Mahlzeit sollte man sich die Zähne putzen, um den Bakterien keine Chance zu geben!

Wichtige Nährstoffe für die Zähne

Nährstoff	Enthalten in
Vitamin C	Obst und Gemüse (vor allem in schwarzen Johannisbeeren, Zitrusfrüchten, Sanddorn, Kartoffeln, Hagebutten)
Vitamin D	Fisch, Eigelb, Avocados, Milchprodukten, Margarine
Kalzium	Milch, Joghurt, Buttermilch, Käse, Quark
Fluoride	Meeresfrüchten, Käse, Fleisch, Trinkwasser, schwarzem Tee
Phosphor	Fleisch, Fisch, Geflügel, Eiern, Vollkornprodukten, Samen, Nüssen

Speichel – eine Karieswaffe der besonderen Art

Erstaunlicherweise gibt es Menschen, die Süßigkeiten, Kuchen, und ausschließlich Weißbrot essen und dazu noch viel süße Limonade und Cola trinken, ohne unter Karies zu leiden! Wissenschaftler haben inzwischen festgestellt, daß die Neigung zu Karies, Parodontose, Zahnfleischbluten und gelbgefärbten Zähnen nicht nur erblich bedingt ist, sondern auch mit einem gut »genährten« Speichel zu tun hat.

Normalerweise umspült der Speichel den Zahn, neutralisiert die Säuren und bessert die kleinen Säurefraßstellen, die unweigerlich nach jeder Mahlzeit entstehen, wieder aus. Aber dazu muß die Speichelproduktion erst einmal ordentlich angeregt werden. Das Kauen von festem Vollkornbrot begünstigt beispielsweise den Speichelfluß in optimaler Weise. Damit der Speichel seiner Reparaturtätigkeit auch wirklich permanent nachgehen kann, muß er allerdings mit genügend Kalzium, Phosphat und Fluoriden angereichert sein. Und dafür ist einmal mehr eine umfangreiche Nährstoffzufuhr durch eine ausgewogene Ernährung Voraussetzung.

> **Für die Funktionstüchtigkeit des Speichels ist es wichtig, daß im Blut ein ideales Verhältnis von Kalzium zu Phosphor herrscht.**

Kiefer – ein Halteapparat, der hält, was er verspricht

Auch der Halteapparat der Zähne, der Kiefer, verdient besondere Aufmerksamkeit. Umhüllt vom gutdurchbluteten Zahnfleisch, bietet er den relativ empfindlichen Zahnhälsen u. a. Schutz vor Bakterienattacken. Doch damit der Kiefer seine haltende, stützende und schützende Wirkung behält, muß auch er immer gut mit Nährstoffen versorgt sein.

> **Wenn Sie an Zahnfleischbluten leiden oder wenn Zahntaschen bestehen, sollten Sie Ihren Zahnarzt aufsuchen!**

Ist Kaugummikauen gesund?

Kaugummikauen ist in manchen Ländern eine wahre Tugend. Auch hierzulande greifen vor allem Teenager und Twens immer mehr zum Kaugummi. Schädlich ist das für die Zähne eigentlich nicht; im Gegenteil: Kaugummi regt den Speichelfluß an und erhöht dessen pH-Wert. Doch sollte man grundsätzlich darauf achten, daß der Kaugummi zuckerfrei ist!

Parodontose – ein notwendiges Übel?

Wenn der Zahn vermeintlich immer länger zu werden beginnt, dann ist das meistens ein untrügliches Zeichen für Parodontose oder Zahnbettschwund – neben Karies die zweite große Zahnkrankheit. Parodontose ist eine besonders tückische Erkrankung, die dazu führen kann, daß man bereits in relativ jungem Alter nicht mehr auf Zahnprothesen verzichten kann. Bei Parodontose bildet sich nach und nach der gesamte Zahnbettapparat, der aus Kieferknochen, Zahnbettgewebe und dem Zahnfleisch besteht, zurück. Die Folgen sind katastrophal: Die Zähne sitzen nicht mehr fest, bis sie eines Tages einfach ausfallen.
Ausgelöst wird Parodontose häufig durch eine Entzündung des Zahnfleisches, die auch Gingivitis genannt wird. Ein unabwendbares Schicksal ist Parodontose nicht – jedenfalls nicht, wenn die zweite Lebenshälfte eigentlich noch lange auf sich warten läßt.

Nicht alle Ursachen von Parodontose sind geklärt. Fest steht: Durch eine nährstoffarme Ernährung, aber auch durch eine mangelnde Mundhygiene und schlechte zahnärztliche Arbeit wird Parodontose begünstigt.

Was Sie gegen Parodontose tun können

- Sie achten immer darauf, daß Ihre Zähne mehrmals am Tag etwas Festes zu beißen bekommen. Dadurch wird der Speichelfluß angeregt, der ein wirkungsvoller Schutz vor Bakterien ist.
- Nur wer sich für seine Mahlzeiten immer genug Zeit läßt, hat auch die nötige Ruhe und Muße, mit Bedacht zu essen – und langsam, aber gründlich zu kauen!
- Auf Ihrem täglichen Speiseplan sollten die typischen Kalzium-, Phosphor- und Fluoridlieferanten stehen, damit auch Kiefer und Zähne ausreichend mit diesen so wichtigen Nährstoffen versorgt werden.
- Eine optimale Mundhygiene ist oberstes Gebot. Am besten nach jeder Mahlzeit, mindestens aber zweimal am Tag sollten Sie Ihre Zähne mit einer dichtgebündelten Zahnbürste putzen, deren Borsten abgerundet sind.
- Auch wenn Sie nicht gern zum Zahnarzt gehen: Bei der kleinsten Störung an Kiefer, Zahnfleisch oder Zähnen sollten Sie ihn aufsuchen – einfach um Schlimmeres zu verhüten. Gerade bei Karies oder Parodontose gilt: Je früher sie behandelt werden, desto besser!

Zur Vorbeugung gegen Parodontose sollten Sie sich von Ihrem Zahnarzt regelmäßig den Zahnstein oberhalb oder unterhalb des Zahnfleischrands entfernen lassen.

Mit Biostoffen die Abwehrkräfte mobilisieren

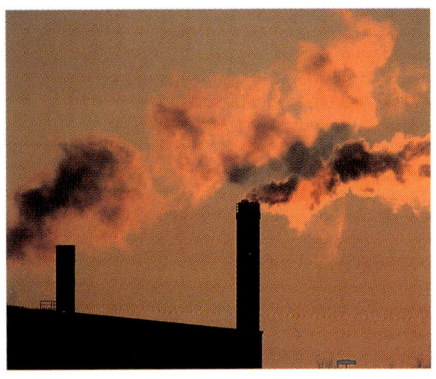

Umweltschadstoffe, Wohngifte und Streß schädigen unser Immunsystem.

Das Abwehrsystem des Menschen ist eine großartige Einrichtung der Natur: Von den Millionen Erregern, die täglich unseren Körper angreifen, überwindet fast keiner die Verteidigungsmauern, die das Immunsystem errichtet hat, um den menschlichen Organismus zu schützen. Es ist erstaunlich, daß dies auch heute noch bei so vielen Menschen gut funktioniert. Denn gerade das moderne Großstadtleben belastet das Immunsystem enorm: Schadstoffe, Streß und eine nährstoffarme Ernährung sind Gift für uns.

Wenn das Immunsystem geschwächt ist

Gerade die sogenannten Zivilisationskrankheiten stellen eine massive Bedrohung des Immunsystems dar, vor der es irgendwann kapituliert. Dabei sind bestimmte Stoffwechsel-, Gefäß-, Herz- und Kreislauferkrankungen oder Krebs genaugenommen nicht als Ursachen, sondern eher als Symptome zu verstehen, die sich durch physische und psychische Dauerbelastungen erklären lassen.

So verfolgen die Wissenschaftler mit Sorge die alarmierende Tendenz, daß auch jüngere Menschen immer häufiger an Krebs erkranken. Dafür gibt es eigentlich nur eine Erklärung: Die schwächenden Faktoren, mit denen wir bereits von Geburt an konfrontiert werden, müssen in den letzten Jahrzehnten massiv zugenommen haben, so daß auch ein junger Körper bereits lebensbedrohlich geschwächt werden kann. Ein gutes Beispiel dafür ist Pseudokrupp, eine Erkrankung der Atmungsorgane, von der ausschließlich Kinder betroffen sind. Eine Untersuchung des Bundesgesundheitsamtes in Berlin bestätigte eindeutig den Zusammenhang von hoher Schwefeldioxidkonzentration in der Luft, wie sie beispielsweise durch Autoabgase herbeigeführt wird, und dem gehäuften Auftreten von Pseudokruppanfällen, durch die vor allem Kleinkinder unter akuter Atemnot leiden, die sogar zum Erstickungstod führen kann.

> Im modernen Industriezeitalter haben die Faktoren für die Schwächung unseres Immunsystems rapide zugenommen. So gesehen, sind der Aufbau und die Stabilisierung der erworbenen Immunität die wichtigste Aufgabe, die sich im Leben eines jeden Menschen stellt.

Immuntraining – die Chance für Ihre Gesundheit

In unserem von Schadstoffen und Streß so belasteten Alltag ist ein gesundes Immunsystem wichtiger denn je. Ob und wie gut es funktioniert, haben wir weitgehend selbst in der Hand. Zwar hat die Natur uns mit einer angeborenen Immunität ausgestattet, die uns bereits im Mutterleib vor Angriffen auf das Abwehrsystem schützt, doch nach der Geburt muß der Mensch selbst dafür sorgen, daß ihm die aggressiven Angreifer nichts anhaben können.

> Täglich sind Dutzende von Krebszellen in unserem Körper unterwegs, mit denen unser Immunsystem fertig werden muß.

Mit Biostoffen die Abwehrkräfte mobilisieren

> Die Zahl der Leukämieerkrankungen ist bei Kindern in den letzten Jahren dramatisch gestiegen. Die Vermutung liegt nahe, daß auch Umweltbelastungen hierbei eine Rolle spielen.

Zum Glück gibt es viele einfache Möglichkeiten, das Immunsystem langfristig zu stärken. Zum Dreh- und Angelpunkt wird einmal mehr die richtige Ernährung: Wenn wir die Zusammenstellung der täglichen Mahlzeiten nicht nur nach unseren Geschmacksvorlieben, sondern auch danach ausrichten, was der Körper braucht, damit sein Immunsystem optimal funktioniert, dann haben wir die allerbesten Chancen, dauerhaft gesund zu bleiben! Dabei sollte immer auch berücksichtigt werden, daß sich die Bedürfnisse des Körpers, je nachdem, in welcher Lebenssituation wir uns gerade befinden, verändern können.

Die schlimmsten Sünden für unser Immunsystem

- Wir atmen Schadstoffe aus der Luft ein. Vor allem Autoabgase belasten die Luft, die wir einatmen. Über die Atmungsorgane gelangen sie ungehindert in unseren Körper und schwächen über kurz oder lang erheblich unser Immunsystem.

- Im Sommer wie im Winter eine gebräunte Haut zu haben ist ein gefährliches Schönheitsideal. Durch das stundenlange »Bad« in der Sonne oder auf der Sonnenbank setzen wir unseren Körper einer intensiven UV-Bestrahlung aus, die das Immunsystem schädigt.

> Um den Genesungsprozeß zu fördern, ist es auch bei einer Krankheit notwendig, das Immunsystem zu stärken.

- Unsere Ernährung ist zu einseitig, zu ballaststoff- und nährstoffarm. Da eine ausgewogene Nährstoffzufuhr zugleich die Lebensgrundlage für den Stoffwechsel und damit auch für das Immunsystem ist, trägt ein chronischer Nährstoffmangel auf Dauer entscheidend mit dazu bei, daß unsere Abwehrkräfte nachlassen.

- Über die Nahrung fügen wir dem Körper zu viele Konservierungsstoffe und zu viele Chemikalien zu. Diese Schadstoffe beeinträchtigen im hohen Maße die Aktivität der körpereigenen Abwehrzellen.

- Auch eine ungesunde Lebensweise schränkt die Arbeit des Immunsystems ein. Wer zuviel raucht und zuviel Alkohol trinkt, wer nicht dafür sorgt, daß er genug Schlaf bekommt, und wer sich schließlich keine Ruhepausen mehr gönnt, weil ihm angeblich die Zeit dazu fehlt, der bringt sich um seine körpereigene Abwehrkraft.

Das Immunvitamin C

Wer dieses Buch bisher aufmerksam gelesen hat, dem dürfte inzwischen klargeworden sein, daß ohne die Mitwirkung von Vitamin C (Askorbinsäure) eigentlich kaum ein lebenswichtiger biochemischer Prozeß im menschlichen Organismus richtig funktionieren, kaum ein Gewebe, Gelenk oder Organ ohne die Beteiligung von Vitamin C seine Aufgaben erfüllen kann.

Darüber hinaus ist Vitamin C eine derart starke Waffe gegen Krankheitserreger jeder Art, daß es selbst die berühmten Antibiotika schon längst in den Schatten gestellt hat. Diese Medikamente sind zwar normalerweise hochwirksam und in vielen Fällen sogar lebensrettend, doch haben sie ein großes Handikap: Sie helfen ausschließlich bei bakteriellen Infektionen. Bei Virusinfektionen sind sie absolut machtlos! Dagegen sind der Wirkung von Vitamin C keinerlei Grenzen gesetzt: Ob bei Mumps, Masern, Lungenentzündung oder Stoffwechselerkrankungen – bei fast allen Krankheiten begünstigt Vitamin C den Genesungsprozeß und erhöht die Heilungschancen.

> Vitamin C spielt bei den Stoffwechselprozessen des Körpers eine herausragende Rolle. Beispielsweise kann Eisen im Darm nur resorbiert werden, wenn auch Vitamin C vorhanden ist.

Wieviel Vitamin C braucht der Körper?

Über die richtige Dosierung gibt es die unterschiedlichsten Meinungen: Von 60 Milligramm bis hin zu 10 000 Milligramm(!) schwanken die Angaben zur angemessenen Tagesmenge Vitamin C für einen Erwachsenen. Die DGE (Deutsche Gesellschaft für Ernährung) geht von einem täglichen Bedarf von 75 Milligramm aus. Wenn sich der Organismus allerdings gegen eine schwere Infektion wehren muß, benötigt er wahre Megadosen!

Megadosen nur in Pulverform

Hätte der Wissenschaftler Linus Pauling nicht auf Vitamin C in Pulverform zurückgegriffen, dann hätte er täglich 200 Gläser Orangensaft trinken müssen, um seiner selbstverordneten Megadosis von zehn Gramm Vitamin C zu entsprechen (siehe dazu auch Seite 21).

> Ungefähr 10 bis 40 Gramm Vitamin C täglich sollen bei Gelenkentzündungen und Gicht helfen.

Mit Biostoffen die Abwehrkräfte mobilisieren

Ein Zuviel an Vitamin C gibt es nicht

Der Vitaminpapst Linus Pauling empfahl, bei Schnupfen Vitamin-C-haltige Nasentropfen zu verwenden.

Inzwischen steht definitiv fest, daß Vitamin C problemlos selbst in großen Mengen eingenommen werden kann, weshalb immer mehr Ärzte keinerlei Bedenken (mehr) haben, von Fall zu Fall Megadosen zu verordnen. So werden bei schweren Infektionen bis zu 200 Gramm Askorbinsäure am Tag verschrieben, die jeweils in vielen kleinen Einzeldosen alle paar Stunden eingenommen werden sollen. Anders als die fettlöslichen Vitamine sammelt sich Vitamin C im Körper nicht an und kann deshalb auch keine schädigenden Auswirkungen auf seine Funktionstüchtigkeit haben.

Allerdings ist nach wie vor umstritten, ob synthetisch hergestellte Askorbinsäure, also Vitamin C in Tabletten- oder Pulverform, überhaupt im menschlichen Organismus wirksam ist. Derzeit werden verschiedene Studien durchgeführt, bei denen verschiedene Testpersonen über einen längeren Zeitraum täglich eine große Menge an künstlich erzeugter Askorbinsäure einnehmen. Die Wissenschaftler aus aller Welt erhoffen sich von den Ergebnissen eine eindeutige Klärung. Doch werden diese Studien wohl erst im Laufe der nächsten Jahre abgeschlossen werden.

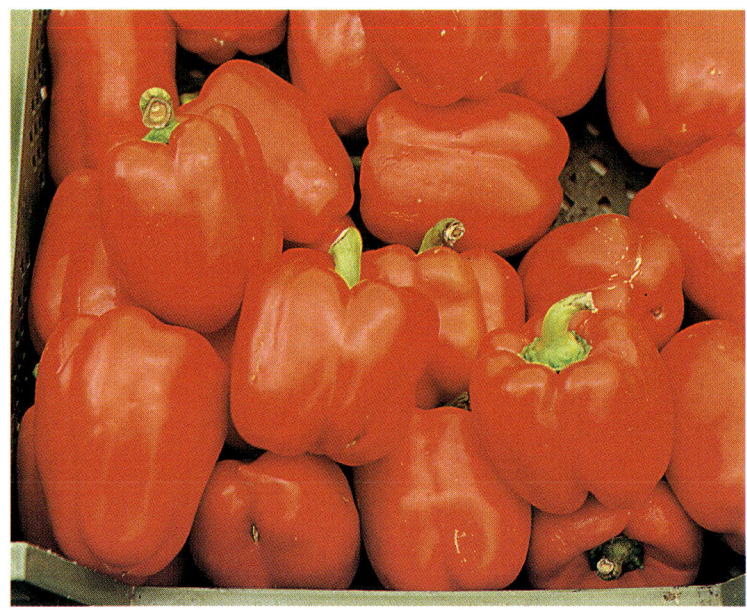

Ursprünglich stammen sie aus Mittel- und Südamerika: Paprika sind reich an Vitamin C und Beta-Karotin. Ausgereift und gemahlen werden sie als Gewürz verwendet.

Gesunde Schleimhäute durch Vitamin A

Überall im Körper befinden sich Schleimhäute: in den Augenlidern, in der Lunge, im Magen und Darm, im Blasen- und Genitalbereich. Diese weiche, rosafarbene, hautähnliche Auskleidung zahlreicher Körperhöhlen und Hohlorgane sondert eine Flüssigkeit ab, die die einzelnen Körperbereiche feucht und gleitfähig hält. Dieses Schleimsekret wird von den sogenannten Becherzellen, die zu Millionen in der Schleimhaut sitzen, gebildet und dann an die Schleimhautoberfläche abgesondert.

Vor allem Vitamin A ist von ganz besonderer Bedeutung für die Schleimhäute. Ohne Vitamin A würden sie nämlich über kurz oder lang austrocknen: Vitamin A stimuliert die wichtige Schleimproduktion, die unsere Schleimhäute feucht hält, und sorgt damit für die Aufrechterhaltung unserer Immunabwehr.

Am Anfang steht die Abwehrschwäche

In erster Linie schützen die Schleimhäute den Körper vor Krankheitserregern. Wenn unser Immunsystem intakt ist und unsere Abwehrkräfte stabil sind, dann werden auch die Schleimhäute ihrer wichtigen Aufgabe ohne weiteres gerecht. Wenn allerdings die Widerstandskraft des Immunsystems etwa durch Streß, durch eine falsche Ernährung oder durch mangelnde Bewegung geschwächt wird, so sind es gerade die Schleimhäute, die sich gegen die Angriffe der Krankheitserreger verstärkt verteidigen müssen – und bisweilen Maßnahmen ergreifen, die uns dann ganz schön lästig werden können.

Wenn die Schleimhäute verschnupft sind

Wir alle kennen die unangenehmen Begleiterscheinungen einer Schleimhautentzündung (Katarrh). Es beginnt damit, daß die örtlichen Abwehrkräfte im Bereich der Hals-, Nasen- und Rachenschleimhäute geschwächt sind und plötzlich Erkältungs- und

> **Bereits geringe Mengen Vitamin A reichen aus, um die Abwehrkräfte zu steigern und die Funktion der Schleimhäute zu unterstützen. Mangold ist beispielsweise ein guter Vitamin-A-Lieferant; seine Beta-Karotinanteile werden vom Körper in Vitamin A umgewandelt.**

> **Neben einer ungesunden Ernährung können auch seelisch-nervöse Einflüsse die Immunfunktion erheblich beeinträchtigen.**

Mit Biostoffen die Abwehrkräfte mobilisieren

Umweltfaktoren wie Kälte und Nässe tragen indirekt oft zur akuten Infektionskrankheit bei. Deshalb sollten Sie immer darauf achten, sich in der kälteren Jahreszeit warm genug anzuziehen!

Grippeerreger ungehindert eindringen können. Durch sie werden die Schleimhäute regelrecht geschädigt. Da genügt es unter Umständen schon, nasse kalte Füsse gehabt zu haben: Die Durchblutung der Nasenschleimhaut läßt nach, wodurch sofort die gesamte Widerstandsfähigkeit beeinträchtigt wird. Die Erreger können nun mühelos die Schutzschranken passieren und sich der Schleimhaut bemächtigen. Wenn sich im feuchtwarmen Milieu der Hals-, Nasen- und Rachenschleimhäute auf diese Weise eines der rund 200 Grippeviren erst einmal angesiedelt hat, laufen die Abwehrmechanismen der Schleimhäute innerhalb kürzester Zeit auf Hochtouren: Die Schleimabsonderung nimmt zu, und wir leiden unter einer verstopften Nase oder, wenn auch die Atemwege davon betroffen sind, unter Heiserkeit und Husten. So unangenehm die Symptome einer akuten Entzündung der Schleimhäute auch sind: Ebenso wie Fieber sind sie vor allem als Ausdruck des Abwehrkampfes gegen die Erreger zu verstehen und damit außerordentlich nützlich.

Wie gut funktioniert Ihr Abwehrsystem?

Die akute Schwächung der Widerstandskräfte kann der Beginn einer chronisch anhaltenden Immunschwäche sein. Bei einem normalen grippalen Infekt ist der Höhepunkt der Erkrankung etwa nach drei bis vier Tagen erreicht. Danach tritt eine Besserung ein.

Der Verlauf einer Erkältung hängt immer davon ab, wie schnell und gut die körpereigenen Abwehrfunktionen den Angriff der Erreger zurückweisen und die eingetretenen Schäden an den Schleimhäuten wieder beheben. Immunsteigernde Maßnahmen, wie etwa die verstärkte Einnahme von Vitamin C, können den Abwehrkampf unterstützen und beschleunigen. Haben sich die Erkältungsviren erst einmal durchgesetzt, dauert die völlige Heilung einer unkomplizierten Infektion immer ein paar Tage.

Die Ansteckungsgefahr bei Erkältungen ist groß

Erkältungen beginnen in der Regel schon wenige Stunden nach der Ansteckung. Die Übertragung der Krankheitserreger geschieht durch Tröpfcheninfektion von Mensch zu Mensch, häufig durch direktes Anniesen, aber auch durch das Einatmen der in der Luft schwebenden Viren, die Kranke ausscheiden, oder durch den Kontakt mit Gegenständen, an denen die Viren haften.

So beugen Sie Erkältungen vor

1
Mit einer vollwertigen Ernährung tragen Sie bereits viel zu Ihrem Immunschutz bei. Wenn Sie zuwenig Vitamine, Mineralstoffe, Spurenelemente und Ballaststoffe zu sich nehmen, schwächen Sie Ihr Immunsystem. Getreide, Gemüse, Obst und Milchprodukte liefern genau die Nährstoffe, die der Körper für seinen täglichen Kampf gegen Krankheitserreger benötigt. Dazu sollte auch der tägliche Flüssigkeitsbedarf des Körpers immer genau beachtet werden.

2
Bei erhöhter Anfälligkeit für Erkältungen und grippale Infekte empfiehlt sich eine Vitamin-C- und Vitamin-A-reiche Kost: Vitamin C stärkt die Abwehrkräfte, und Vitamin A ist für die Erhaltung und Funktion der Schleimhautepithelien und des Knorpelgewebes erforderlich. Außerdem sorgt nicht nur Vitamin C, sondern auch Vitamin A für die Aufrechterhaltung der Infektabwehr.

3
Kurze Kuren haben sich zur Abwehrsteigerung besonders bewährt. Dabei steht die Rohkost im Mittelpunkt der immunsteigernden Ernährungskuren, die auch flüssig in Form von Säften eingenommen werden können. Rohkostkuren regen die Entgiftungs- und Entschlackungsvorgänge im Körper an und liefern ihm wichtige Nährstoffe, die das Immunsystem stärken.

5
Die tägliche Abhärtung trainiert das Immunsystem. Abhärtend wirken alle natürlichen Reize, denen der Organismus mit seinen Widerstandskräften gewachsen ist: regelmäßige Bewegung an der frischen Luft oder Gymnastik, die man bei offenem Fenster oder im Freien jeden Tag zweimal ca. zehn Minuten machen sollte.

6
Als weitere Maßnahme zur täglichen Abhärtung sind die Wasseranwendungen nach Pfarrer Kneipp besonders geeignet: Wechselduschen, Wassertreten, kalte Arm- und Fußbäder.

7
Regelmäßiges Saunabaden, das ca. alle 14 Tage durchgeführt werden sollte, hat eine sehr gute abhärtende Wirkung. Der rasche Wechsel aus der extrem trockenen Heißluft ins Freie oder ins kalte Tauchbad, der bei jedem Saunabesuch zwei- bis dreimal hintereinander erfolgt, übt einen starken Reiz auf das Immunsystem aus.

Vorsicht!
Zur langfristigen Anwendung eignen sich Entschlackungskuren nicht! Vielmehr sollte man die Ernährungskuren zur Immunkraftsteigerung immer auf ein paar Tage – und das maximal zweimal im Jahr – beschränken!

Bei einer Rohkostkur sollte man zwei bis zweieinhalb Liter täglich trinken, da feste Rohkost weniger Flüssigkeit enthält als Säfte.

Mit Biostoffen die Abwehrkräfte mobilisieren

Schon allein die Hektik und die Reizüberflutung des beruflichen Alltags können auf Dauer die Abwehrkräfte beeinträchtigen.

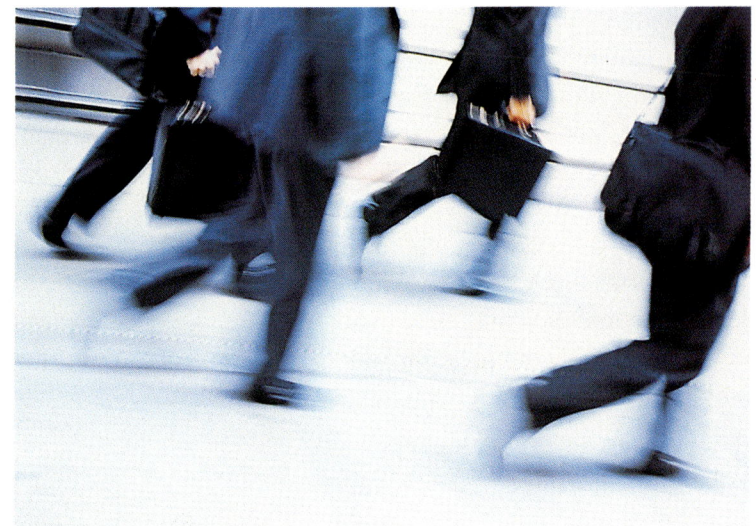

Wenn die Immunschwäche chronisch wird

Die Erkrankung der Hals-, Nasen- und Rachenschleimhäute ist hierzulande – statistisch gesehen – mit Abstand die häufigste Erkrankung. Bis zu fünfmal im Jahr leiden manche von uns inzwischen unter Erkältungen oder grippalen Infekten. Und die Zahl der Patienten, die abnorm oft über Erkältungskrankheiten klagen, nimmt gerade in letzter Zeit immer mehr zu.

In diesen Fällen wird meistens das Immunsystem stetig durch die verschiedenen Streßfaktoren geschwächt. Mit der Zeit lassen die Abwehrkräfte nach, und die Krankheitserreger können sich nahezu ungehindert in den Schleimhäuten einnisten. In solchen Fällen jagt dann plötzlich eine Erkältung die andere. Auch Komplikationen stellen sich nun vermehrt ein, so daß andere Organe, wie z. B. Bronchien und Lunge, nun verstärkt betroffen sind.

Chronische Krankheitsherde, die lange nicht erkannt werden, können das Immunsystem nachhaltig schwächen, ohne selbst Beschwerden zu verursachen.

Hier liegt praktisch immer eine chronische Störung des Immunsystems vor. Sie darf nie auf die leichte Schulter genommen werden. Denn eine chronische Schwächung des Abwehrsystems führt auf Dauer dazu, daß es nicht mehr bei den lästigen, aber in der Regel doch eher harmlosen Erkältungen bleibt, sondern daß auch ernsthaften Erkrankungen – bis hin zu Krebs – Vorschub geleistet wird. Eine frühzeitige Diagnose und eine gezielte Therapie zur Stärkung der Abwehrkräfte sind deshalb notwendig!

Schleimhautentzündungen haben viele Gesichter

Je geschwächter das Immunsystem ist, desto schwerwiegender können die Beschwerden sein, die durch Grippeviren verursacht werden. Zwar befallen diese Erreger normalerweise bevorzugt die Atemwege, doch werden diese Katarrhe immer häufiger von den vielfältigsten Symptomen begleitet: Neben Schnupfen und Husten können sich Fieber, Kopf- und Gliederschmerzen einstellen. Darüber hinaus machen die Krankheitserreger auch vor anderen Schleimhäuten nicht halt, wenn das Immunsystem ihnen kaum mehr etwas entgegenzusetzen hat.

> Für alle schwerwiegenden Erkältungskrankheiten gilt: Bakterien können mit Antibiotika behandelt werden; bei Viren ist dies nicht möglich.

Wenn die Darmschleimhaut entzündet ist

Eine sogenannte Darmgrippe kann viele Ursachen haben. Am häufigsten sind Infektionen mit Bakterien (aus Lebensmitteln), aber auch Viren können mit im Spiel sein. Zu den Beschwerden gehören: Übelkeit, Brechreiz, Leibschmerzen sowie Durchfall. Allerdings können diese Symptome auch durch Allergien, Unverträglichkeit von Nahrungsmitteln oder durch Pilzbefall hervorgerufen werden. Die genaue Ursache kann nur der Arzt feststellen.

> **Vorsicht!**
> Heftige Kopfschmerzen, Schwindel, Brechreiz, hohes Fieber, Benommenheit und Schlafsucht sind die klassischen Symptome der Grippe. Bitte gehen Sie bei diesen Beschwerden immer zum Arzt.

Die echte Grippe

Die echte Grippe (Influenza) darf nicht mit einem grippalen Infekt verwechselt werden. Die Influenza wird von Viren ausgelöst. Diese Influenzaviren verursachen meist hohes Fieber und eine starke Beeinträchtigung des Allgemeinbefindens mit Hals-, Kopf- und Gliederschmerzen. Bei Verdacht auf Grippe sollten Sie umgehend einen Arzt aufsuchen. Übrigens: Gegen Grippe gibt es eine Schutzimpfung.

Komplikationen bei Infekten

Wenn grippale Infekte und eine Grippe nicht völlig auskuriert werden, kann es zu sogenannten Superinfektionen durch Bakterien kommen. Die Folgen sind z. B. Stirnhöhlenentzündung, Angina oder sogar Herz- und Nierenschädigungen.

Mit Biostoffen die Abwehrkräfte mobilisieren

Eisen für aktive Abwehrzellen

Ohne das Spurenelement Eisen wäre der Sauerstofftransport von der Lunge zu den verschiedenen Organen wie Herz, Muskel, Leber oder Gehirn nicht denkbar. Auch für die Widerstandsfähigkeit gegen Krankheiten ist Eisen unersetzlich: Unsere Abwehrzellen würden nicht funktionieren, wenn nicht genügend Eisenreserven im Körper vorhanden wären. Außerdem beugt Eisen Erschöpfungszuständen vor und trägt zur schnelleren Wundheilung bei. Schließlich ist Eisen auch für Haut, Haare und Fingernägel gut.

> **Vorsicht!**
> Zuviel Eisen kann für kleine Kinder unter Umständen tödliche Folgen haben! Bitte besprechen Sie sich mit Ihrem Arzt.

Der Kraftspender für unser Blut

Die Sauerstoffversorgung der einzelnen Organe erfolgt über das Blut, genauer gesagt, über den roten Blutfarbstoff, der Hämoglobin genannt wird. Für die Bildung des roten Blutfarbstoffs brauchen wir Eisen. Tatsächlich verfügt der Körper über ungefähr ein Kilogramm Hämoglobin. Wie in einem Recyclingverfahren wird es immer wieder verwertet, um etwa alle 120 Tage die Blutzellen zu ersetzen. Normalerweise geht der Körper mit seinen Eisenbeständen sehr sparsam um. Allerdings gibt es Schwachstellen im Eisenkreislauf, die zu Störungen führen können: Weil Eisen vor allem im Blut vorkommt, führen große Blutverluste, wie sie bei Unfällen, Operationen, Blutspenden und Menstruationen vorkommen, schnell zu Eisenmangel. Eine weitere wichtige Ursache für Eisenmangel ist eine nährstoffarme Ernährung. So braucht der Körper für die optimale Eisenverwertung vor allem Vitamin C, das mit Eisen Komplexe bildet, so daß das Blut Eisen besser aufnehmen kann.

> **Der empfohlene Tagesbedarf von Eisen liegt bei 12 bis 20 Milligramm.** Wenn Sie täglich eine ausgewogene Mischkost zu sich nehmen, brauchen Sie keine zusätzlichen Eisenpräparate.

> **Auf die richtige Kombination kommt es an!**
> Eisen ist nur in Kombination mit verschiedenen Nahrungsmitteln verwertbar. Wie und warum das so ist, weiß man noch nicht genau. Fest steht: Das italienische Essen mit etwas Pasta (z. B. Spaghetti), Brot, Fleisch, Orangen und Wein ist ideal für die Eisenaufnahme.

Eisen »lebt« gefährlich

Leider ist Vitamin C der einzige Förderer von Eisen. Dagegen gibt es eine große Anzahl von Widersachern, die die Eisenaufnahme vehement behindern. So ist z. B. Spinat, der eigentlich viel Eisen enthält, gar kein so guter Eisenlieferant, wie jahrzehntelang angenommen wurde. Schuld daran ist die Oxalsäure, die ebenfalls im Spinat enthalten ist und die verhindert, daß das Eisen vom Körper aufgenommen werden kann. Auch Kalzium stört die Eisenresorption empfindlich.

Neben Lebergerichten sind die folgenden Nahrungsmittel reich an Eisen: Kartoffeln, Blumenkohl, Karotten und anderes Wurzelgemüse, Brokkoli, Tomaten, Sauerkraut, Kaltwasserfische und Hülsenfrüchte.

Worauf Sie bei der Eisenzufuhr achten sollten

1
Je dunkler eine Fleischsorte, desto eisenhaltiger ist sie. Leber enthält das meiste Eisen. Da sie aber auch Umweltgifte speichert, sollte sie höchstens einmal wöchentlich verzehrt werden.

2
Nach einer eisenhaltigen Mahlzeit ist es ratsam, mindestens zwei Stunden darauf zu verzichten, Tee oder Kaffee zu trinken.

3
Für die tägliche Zusammenstellung der Mahlzeiten gilt: Milch- und Vollkornprodukte, Eier, Obst und Nüsse zum Frühstück und für den Snack zwischendurch. Bei eisenhaltigen Hauptmahlzeiten (also mit Fleisch und Wurst) sollten Sie immer darauf achten, daß der Kalziumgehalt in den Nahrungsmitteln nicht zu hoch ist.

4
Tiefkühlprodukte sind für die Eisenverwertung besonders günstig: Durch den Gefrierschock wird das Eiweiß, das in den Tiefkühlprodukten enthalten ist, so verändert, daß es den Eisenanteil leichter abgibt.

5
Vegetarier, die tierische Eiweiße rigoros ablehnen, sind mit Eisen oft unterversorgt. Sie sollten deshalb zu jeder Mahlzeit reichlich Vitamin C zu sich nehmen, damit das Eisen, das im pflanzlichen Eiweiß enthalten ist, besser und schneller vom Blut aufgenommen werden kann. Mit viel frischgepreßtem Orangen- oder Zitronensaft, Sauerkrautsaft, Sanddorn- oder Hagebuttenmark decken Sie Ihren täglichen Vitamin-C-Bedarf gut ab.

Vorsicht bei Schwangerschaft!
Weil sich in der Schwangerschaft der Eisenbedarf erhöht, kann es sein, daß Schwangere vorübergehend auf ein Eisenpräparat zurückgreifen müssen. Doch sollte diese Maßnahme vorher grundsätzlich mit dem Arzt abgesprochen werden!

Mit Biostoffen die Abwehrkräfte mobilisieren

Selen – Fitmacher fürs Immunsystem

Der Tagesbedarf von Selen beträgt 0,05 bis 0,2 Milligramm. Der Körper scheidet überschüssiges Selen, das durch die Nahrung aufgenommen wurde, über Darm, Nieren und Lunge aus.

Als lebensnotwendiges Spurenelement, das ausgesprochen wichtig für unser Immunsystem ist, wird Selen eigentlich erst seit 20 Jahren angesehen. Dabei enthält der menschliche Organismus immerhin etwa 10 bis 30 Milligramm Selen, das sich hauptsächlich im Drüsengewebe, in der Leber und in den Nieren befindet. Eigentlich ist Selen ein schwefelähnliches Element der Erdkruste und kommt häufig in Ackerböden vor. Allerdings wird es immer schwieriger für uns, angemessene Selenmengen aufzunehmen, weil Industrieabgase und saurer Regen die löslichen Selensalze mehr und mehr aus dem Boden verdrängen.

Schutz vor freien Radikalen

Ähnlich wie die Vitamine E und C schützt Selen – als Bestandteil des Enzyms Glutathionperoxidase (GP-Molekül) – den Körper vor freien Radikalen. Deshalb arbeitet Selen auch sehr eng mit Vitamin E zusammen: Beide sorgen dafür, daß das Gewebe elastisch bleibt, die Arterien nicht verstopfen, der Blutdruck nicht ansteigt und daß die Muskelzellen, allen voran der Herzmuskel, immer mit genügend Sauerstoff versorgt werden.

Neben den Vitaminen E und C sowie Beta-Karotin sorgt das Spurenelement Selen für den besten Schutz vor freien Radikalen. Zu den Selenlieferanten zählen Süßwasser- und Meeresfische sowie Fleisch, Milchprodukte, Sojabohnen und Getreide.

Selen stärkt die Immunabwehr

Ob schädliche Umweltstrahlen, Virus- und Bakterieninfektionen oder allergische Reaktionen: Ohne Selen könnte unsere Immunabwehr mit diesen Außeneinflüssen nicht fertig werden. So ist die Produktion von Antikörpern gegen Krankheitserreger und Zellgifte u. a. von Selen abhängig, wobei das Spurenelement ebenso Krankheiten vorbeugt wie Heilungsprozesse begünstigt. Außerdem erhöht Selen die Fruchtbarkeit und fördert die Zell-, Leber-, Muskel- und Bauchspeicheldrüsenfunktion. Schließlich bindet Selen körperfeindliche Schwermetalle wie Kadmium, Blei oder Quecksilber und macht sie unschädlich.

Wenn Selen fehlt

Verschiedene Studien haben ergeben, daß Selen prophylaktisch bei Herzinfarkt und Rheuma wirkt. Anders gesagt, wenn es dem Körper über eine längere Zeit an Selen mangelt, ist er vor den sogenannten Zivilisationskrankheiten nicht mehr sicher: Neben Herzinfarkt und Herzmuskelerkrankungen kann Selenmangel zu gravierenden Leber- und Muskelfunktionsstörungen führen.

Doch Vorsicht: Die richtige Dosis ist – wie bei den fettlöslichen Vitaminen – auch bei Selen von besonderer Bedeutung. Ein Selenüberschuß kann ebenso fatale Auswirkungen auf den menschlichen Organismus haben wie Selenmangel. Während bei der natürlichen Selenaufnahme durch die tägliche Nahrung kein Überschuß zu befürchten ist, sollten zusätzliche Selenpräparate auf keinen Fall ohne Absprache mit dem Arzt genommen werden. Ansonsten sind ernsthafte Vergiftungserscheinungen zu befürchten: Zu den vergleichsweise harmlosen Symptomen wie Müdigkeit und knoblauchähnlichem Mundgeruch gesellen sich bald eine gelbgefärbte Haut, massiver Haarausfall und Nagelverluste.

Amtlich ist es noch nicht, aber die Wissenschaftler gehen davon aus, daß Selen eine krebsverhütende Wirkung hat! Es wurde beobachtet, daß in Gegenden mit selenreicher Ernährung deutlich seltener Brustkrebs auftritt.

Gute Selenlieferanten

Menge	Nahrungsmittel	Selenanteil
100 g	Hummer	130 mg
100 g	Scholle	65 mg
100 g	Eierteigwaren	65 mg
100 g	Getrocknete Sojabohnen	60 mg
100 g	Austern	60 mg
100 g	Weizenvollkornbrot	55 mg
100 g	Miesmuscheln	48 mg
100 g	Aal	47 mg
100 g	Rotbarsch	44 mg
100 g	Reis	40 mg
100 g	Makrele	35 mg
100 g	Rinderfilet	35 mg
100 g	Rinderleber	35 mg
100 g	Lachs	28 mg

Wichtig: Wenn Sie gleichzeitig selen- und Vitamin-E-reiche Kost zu sich nehmen, erhöhen Sie die Wirksamkeit von Selen.

Starke Stoffe für Gehirn und Nerven

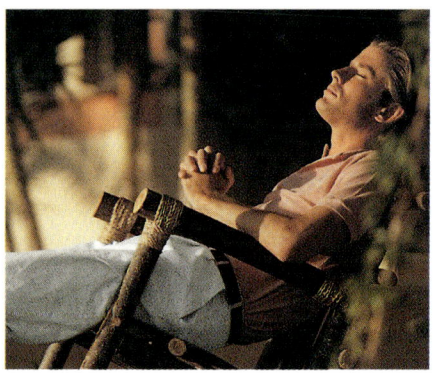

Nicht nur Entspannung, sondern auch die richtige Ernährung hilft beim Streßabbau.

Unsere Psyche wird nicht nur von Schlafmangel, Dauerstreß, Ärger, Wut, Enttäuschung, Sorgen oder Trauer beeinflußt. Es kommt immer auch darauf an, durch eine ausgewogene Ernährung den Nerven, die für die Nachrichtenübermittlung im Körper zuständig sind, genügend Nährstoffe zuzuführen. Sonst spielen sie uns in den unpassendsten Momenten einen Streich, und wir haben plötzlich Frust und schlechte Laune, oder wir können uns nicht mehr konzentrieren, werden vergeßlich und gereizt.

Unser Nervensystem

Das Nervensystem ist der vielfältigste und gleichzeitig kompliziertestes Teil des Körpers. Man teilt es ein in das zentrale Nervensystem (ZNS), zu dem Gehirn und Rückenmark gehören, und das periphere Nervensystem, dem man alle übrigen Nervenbahnen zurechnet. Die peripheren Nervenbahnen erfüllen vor allem zwei Aufgaben: Zum einen leiten sie Empfindungen und Wahrnehmungen, die der Körper von außen empfängt, zum zentralen Nervensystem. Zum anderen geben sie die Anweisungen des ZNS an Muskeln und Organe weiter. Transportiert werden die Informationen, indem sie entweder als schwache elektrische Ströme, als chemische Reaktionen oder durch körpereigene Überträgerstoffe übermittelt werden. Im ZNS werden alle Informationen miteinander verknüpft und verarbeitet.

> Das sogenannte vegetative Nervensystem arbeitet weitgehend selbständig und kann nur geringfügig beeinflußt werden. Dagegen kann man dem willkürlichen Nervensystem bewußt Aufträge erteilen wie: »Ich laufe jetzt!«

Das Gehirn – ein Hochleistungsorgan der Extraklasse

Im Gehirn spielt sich all das ab, was wir mit Denken, Fühlen, Empfinden und Handeln benennen. Als Ursprungsort der zwölf Paare von Kopf- und Hirnnerven ist das Gehirn eine Art Schaltzentrale: Hier werden sämtliche Impulse aufgenommen, weitergeleitet und verarbeitet. Im Prinzip besteht das Gehirn aus einer weichen Masse, die immer in der Gehirnflüssigkeit schwimmen muß, damit sie ihre Form nicht verliert. Zudem bietet die Flüssigkeit Schutz vor Stößen und anderen schädlichen Außeneinwirkungen. Diese Flüssigkeit umgibt auch das gesamte ZNS und befindet sich ebenso im Rückenmarkkanal. Das Gehirn wird von einer Knochenkapsel besonders gut geschützt.

> Einige krankhafte Prozesse können im Bereich des Gehirns und der drei Hirnhäute die Zusammensetzung der Gehirnflüssigkeit verändern.

Das Rückenmark – die Fortsetzung des Gehirns

Das Rückenmark wird häufig als Fortsetzung des Gehirns bezeichnet, nicht zuletzt weil es eng mit dem Gehirn verbunden und ebenfalls von Gehirnflüssigkeit umgeben ist. Das Rückenmark befindet sich im Inneren der Wirbelsäule, wobei es diese jedoch nur bis zum zweiten Lendenwirbel ausfüllt.

Was unser Gehirn braucht

Gerade wenn wir Streß haben, braucht unser Gehirn- und Nervenstoffwechsel besonders viele Nährstoffe! Vom Blutzucker verbraucht das Gehirn generell rund 20 Prozent des Gesamtaufkommens im Körper.

In der Regel sind es verschiedene Mixturen aus Stärke und Zucker, Fetten, Eiweißen, Vitaminen, Mineralstoffen, Spurenelementen, Ballaststoffen und Wasser, die wir tagtäglich mit Nahrung und Getränken zu uns nehmen. Abgesehen von den sogenannten negativen Lebensmitteln (Dosen- und Fertiggerichte, Pommes frites oder Sahnetorten) liefern die meisten Gerichte zahlreiche Nährstoffe, die besonders wichtig für die neuronale Kommunikation, also die Nachrichtenübermittlung von Informationen im Körper, sind. Eine herausragende Bedeutung für die optimale Leistungsfähigkeit des Gehirns hat die kontinuierliche Versorgung mit Glukose (Traubenzucker). Als Energieträger stabilisiert sie den Blutzuckerspiegel.

Der Blutzuckerspiegel muß stimmen

Traubenzucker wird nicht, wie man meinen könnte, aus Trauben, sondern aus Maisstärke gewonnen!

Traubenzucker ist wichtig, doch zuviel ist wiederum ungesund. Bei zuviel Zucker (und anderen Kohlenhydraten), aus dem der Körper sofort Glukose herstellt, erhöht die Bauchspeicheldrüse unverzüglich die Produktion des Hormons Insulin, das die Aufnahme des Blutzuckers in die Zellen fördert. Dadurch kann jedoch der Blutzuckerspiegel seine gesunde Balance verlieren: Plötzlich ist zuviel Insulin im Blut, so daß es zu einer Unterzuckerung des Körpers kommt, bis andere Hormone das Insulin wieder in seine Schranken verwiesen haben. Bei einer Unterzuckerung wird die Leistungsfähigkeit des Gehirns erheblich eingeschränkt, wobei Konzentrationsstörungen und verminderte Reaktionsfähigkeit, aber auch Nervosität und Kopfschmerzen typische Symptome sind.

Mit Müsli eine Prüfung bestehen

Für eine Prüfung sollte man statt Traubenzucker, Süßigkeiten und stark gezuckerten Getränken lieber morgens ein Vollwertfrühstück mit Vollkornbrötchen, Müsli und Obst essen. Zwischendurch machen zuckerfreie Müsliriegel und Studentenfutter wieder fit!

Zünd- und Reglerstoffe

Damit Traubenzucker überhaupt als Kraftfutter für Gehirn und Nerven wirken kann, benötigt der Körper sogenannte Zünd- und Reglerstoffe, die die wichtigen Substanzen aus dem Traubenzucker im Verdauungsprozeß herauslösen, in Glukosemoleküle spalten und dann dem Blutstrom überlassen. Dieser sorgt dann dafür, daß der Superkraftstoff umgehend dorthin gelangt, wo er dringend gebraucht wird.

Die Funktion der Enzyme

Diese zum Teil höchst komplizierten Stoffwechselvorgänge, an denen vor allem Enzyme bzw. Koenzyme (Enzymbestandteile) beteiligt sind, sind wiederum dringend auf die Unterstützung von Vitaminen, Mineralstoffen und Spurenelementen angewiesen. Fehlt auch nur einer der lebenswichtigen Nährstoffe, wird der gesamte Stoffwechselprozeß beeinträchtigt. Die Folgen können sowohl körperliche als auch geistige Funktionsstörungen sein – bis hin zu ernsthaften psychischen Erkrankungen.

Das menschliche Gehirn wiegt durchschnittlich 1300 Gramm und besitzt ca. 100 Milliarden Zellen. Viele Bereiche sind noch unerforscht. Aus ethischen Gründen ist es nicht erlaubt, zu Studienzwecken einen Eingriff in ein lebendes menschliches Gehirn vorzunehmen.

Wenn Gehirn und Nerven flattern

Folgende Befindlichkeitsstörungen können eine Folge von Nährstoffmangel sein. Allerdings können hinter diesen Symptomen auch ernsthafte Erkrankungen stecken. Sie sollten daher auf jeden Fall einen Arzt aufsuchen.

- Nervosität
- Körperliches Zittern
- Stimmungsschwankungen
- Depressive Zustände
- Vermindertes Kurzzeitgedächtnis
- Konzentrationsstörungen
- Müdigkeit
- Schlafstörungen
- Antriebsschwäche
- Abgeschlagenheit
- Erschöpfungszustände
- Eingeschränkte Reaktionsfähigkeit
- Gleichgewichtsstörungen
- Sprachschwierigkeiten
- Verminderte Anpassungsfähigkeit der Augen bei Hell-Dunkel-Kontrasten
- Seh- und Hörstörungen

Denken verbraucht besonders viele Nährstoffe. Menschen, die geistig stark beansprucht sind, sollten auf eine ausgewogene Mineralstoffzufuhr achten. Auch sportliche Aktivitäten fördern die Durchblutung des Gehirns.

B-Vitamine – die Biokur für Gedächtnis und Konzentration

Ausgeglichenheit und Seelenruhe sind letztlich nichts anderes als reine Nervenbiochemie. Nicht nur Entspannung hilft beim Streßabbau, sondern auch die richtige Ernährung.

Typische Symptome, die zeigen, daß man dringend Entspannung braucht, sind Gereiztheit und Nervosität, überzogene Ängste und eine übersteigerte Aggressivität. Aber auch unerklärliche melancholische oder depressive Stimmungen, Mutlosigkeit und Apathie können die Folge von überstrapazierten Nerven sein.

Wenn eigentlich umgängliche Menschen plötzlich wegen jeder Kleinigkeit aus der Haut fahren, dann rät man ihnen gern, sich doch ein wenig Ruhe zu gönnen. Doch ebensogut könnte man ihnen empfehlen, gezielt eine nährstoffreiche Kost zu sich zu nehmen, denn manchmal hilft es schon, die angespannten Nerven mit einer konzentrierten Nährstoffaufnahme zu beruhigen! Vor allem Streß begünstigt den nahezu vollständigen Zusammenbruch des gesamten Nährstoffhaushalts der Nervenzelle.

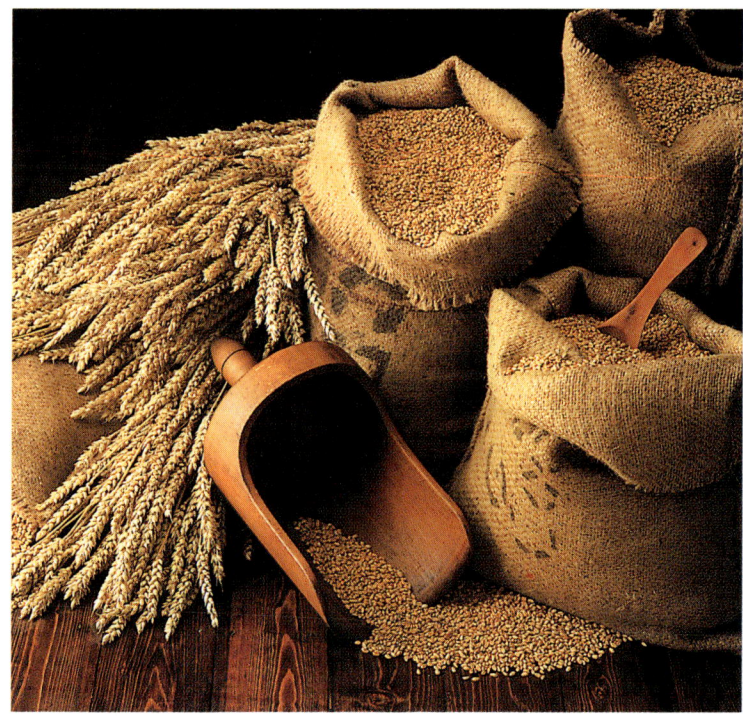

Weizenprodukte – am besten aus dem vollen Korn – garantieren eine ausreichende Versorgung mit den Vitaminen der B-Familie.

Beruhigung für die Nerven mit Vitaminen der B-Gruppe

Immer wieder werden die Vitamine B1, B2, B6 und B12 auch als Nervenvitamine bezeichnet. Kein Wunder, denn als Enzymbestandteile haben sie eine ganz spezielle Bedeutung im Stoffwechsel, wobei der Energiestoffwechsel des gesamten Nervensystems ihr wichtigster Wirkungsbereich ist. Aber auch für den Transport der Informationen, ja für die Funktionsfähigkeit der Nerven schlechthin sind die genannten B-Vitamine unerläßlich.

B-Vitamine haben vieles gemeinsam, deshalb werden sie gern pauschal als Vitamin-B-Komplex bezeichnet. Da sie allesamt wasserlöslich sind und über das Blut oder den Urin schnell wieder ausgespült werden können (siehe Seite 17), müssen sie ständig ersetzt werden.

Nur in Ausnahmefällen empfiehlt es sich, puren Traubenzucker einzunehmen, aus dem der Körper innerhalb kürzester Zeit den Kraftstoff Glukose herstellt.

Vitamin B1 stärkt die Nerven

Vitamin B1, auch Thiamin genannt, ist das bekannteste unter den B-Vitaminen. Ohne dieses Nervenvitamin könnten Kohlenhydrate wie Zucker und Stärke nicht abgebaut werden, und die Nerven- und Gehirnzellen nicht mit Energie versorgt werden. Anders als die übrigen Körperzellen, die zumindest zeitweise auf andere Stoffe zur Energieversorgung ausweichen können, sind Gehirn und Nerven ausschließlich auf Glukose als Energieträger angewiesen.

Die wichtigsten Vitamin-B1-Lieferanten

Zwar kommt Vitamin B1 in fast allen Lebensmitteln vor, doch meistens nur in Minimengen, so daß man immer wieder gezielt auf Vitamin-B1-Quellen zurückgreifen muß, um sicherzugehen, daß der Körper kontinuierlich damit versorgt wird. Die wichtigsten Vitamin-B1-Lieferanten sind Schweinefleisch, Erbsen und Vollkornprodukte wie Weizenkeim, Kleie, Bierhefe, Melasse und Naturreis. Tatsächlich können verschiedene Symptome, die auf »gereizte Nerven« zurückzuführen sind, mit einer bevorzugten Nahrungsaufnahme dieser Vitamin-B1-reichen Lebensmittel innerhalb kürzester Zeit gemildert oder sogar beseitigt werden.

Es gibt inzwischen auch Weißmehl, das noch Getreidekeime enthält und deshalb besonders reich an Vitamin B1 ist. Im übrigen wirken sich auch Vitamin-C-reiche Lebensmittel positiv auf die Vitamin-B1-Produktion aus.

Im Darm wird Vitamin B1 besonders schnell aufgenommen und dann sofort über das Blut zur Leber transportiert. Dort bildet es, zusammen mit dem Spurenelement Mangan und speziellen Eiweißstoffen, Enzyme. Diese Enzyme spalten dann quasi in Akkordarbeit die Kohlenhydrate in der Nahrung zu Glukose.

Wenn die Nervenzellen nicht kontinuierlich mit Glukose versorgt werden, beginnen sie sich langsam breitzumachen: Sie quellen auf, um durch mehr Volumen von »draußen«, also bei den winzigen Blutgefäßen, die sie umgeben, Nahrung abschöpfen zu können. Solche vergrößerten Nervenzellen sind bald nicht mehr in der Lage, ihre Glukoseverwertung aufrechtzuerhalten.

> Ähnlich wie die Schilddrüse, die sich zum Kropf aufbläht, wenn sie nicht genug Jod erhält, so quellen auch hungrige Nervenzellen auf! Die Folge: Die Energiezufuhr kommt bald völlig zum Erliegen.

> Hochdosierte Vitamin-B1-Präparate sind normalerweise nicht schädlich und werden deshalb von Ärzten gern bei neuralgischen Erkrankungen und in der Schmerztherapie eingesetzt.

Vitamin-B1-Kost richtig zubereiten

1
Vitamin B1 ist das Sensibelchen unter den Vitaminen: Es ist außerordentlich temperaturempfindlich und kann beim Waschen der Lebensmittel schnell weggespült werden. Vitamin-B1-reiche Lebensmittel sollten deshalb immer möglichst schonend behandelt und bei niedrigen Temperaturen erhitzt werden.

2
Auch in den eigenen Reihen hat Vitamin B1 mit zerstörerischen Widersachern zu kämpfen: Brombeeren, schwarze Johannisbeeren, rote Rüben, Rosenkohl und Rotkohl enthalten einen Stoff, genannt Thiaminase, der das Thiamin, also Vitamin B1, zerstört. Deshalb: Niemals thiaminreiche Lebensmittel zusammen mit thiaminasehaltigen essen – letztere zerstören bereits Vitamin B1, bevor es vom Blut aufgenommen werden kann.

3
Auch roher Fisch enthält viel Thiaminase. Diese asiatische Spezialität wird auch hierzulande immer beliebter, weshalb man wissen sollte, daß der häufige Verzehr von rohem Fisch ein Grund für eine schlechte Vitamin-B1-Versorgung ist. Da hohe Temperaturen diesen Stoff zerstören, sollten Sie Fisch eigentlich immer kochen.

4
Wenn Sie die natürliche Aufnahme von Vitamin B1 verbessern möchten, ist es ratsam, thiaminreiche Lebensmittel zusammen mit pflanzlichen Fetten, die einen hohen Gehalt an ungesättigten Fettsäuren haben, zuzubereiten.

Vitamin B2 – das Mauerblümchen in der Vitamin-B-Gruppe

Anders als die übrigen B-Vitamine hat das Vitamin B2, auch Riboflavin genannt, noch für keine aufsehenerregenden Schlagzeilen im Kampf gegen die Zivilisationskrankheiten gesorgt. Dennoch ist es für unseren Stoffwechsel unentbehrlich.

Ähnlich wie das Vitamin B1 greift auch das Vitamin B2 an zentralen Stellen in die Energiegewinnung ein. Außerdem sorgt es im Nervensystem für die Erhaltung der Myelinschicht, die als Schutzschicht der Nerven fundamental wichtig ist. Ein schwerer Vitamin-B2-Mangel ist hierzulande äußerst selten. Erst wenn der Körper auch mit anderen B-Vitaminen chronisch unterversorgt ist, wird das Vitamin B2 früher oder später ebenfalls in zu geringer Menge vorhanden sein.

> Vitamin B2 hilft der Leber beim Entgiften und spielt für das Wachstum und die Entwicklung des Embryos im Mutterleib eine wichtige Rolle.

Die Milch macht's

Besonders gute Vitamin-B2-Lieferanten sind Milch, Käse, Fleisch, Fisch, Eier und Vollkornprodukte. Wer täglich viel Milch trinkt, der braucht nicht zu befürchten, daß sein Körper mit Vitamin B2 unterversorgt ist: Ein halber Liter Milch deckt bereits den Tagesbedarf von Vitamin B2. Aber auch Käsefans sorgen für eine positive Vitamin-B2-Bilanz. Daß sich inzwischen die ursprünglich eher südländische Angewohnheit, Käse zum Dessert zu reichen, auch bei uns immer mehr durchsetzt, hat sich ebenfalls sehr günstig auf die allgemeine Vitamin-B2-Versorgung ausgewirkt. Anders als Vitamin B1 ist das Vitamin B2 zwar ziemlich hitzeunempfindlich, doch bevorzugt es die Dunkelheit. Tip: Vermeiden Sie, Milch in Glasflaschen dem Tageslicht auszusetzen!

> Neben Müdigkeit und Konzentrationsschwäche sind Entzündungen der Mundschleimhaut und Risse an den Mundwinkeln Symptome für einen Vitamin-B2-Mangel.

Sonderfall Hefe

Hefe ist das Vitamin-B2-reichste Lebensmittel schlechthin. Wer kurzzeitig seine Vitamin-B2-Versorgung etwas aufbessern möchte, sollte gezielt Hefe zu sich nehmen. Doch Vorsicht: Da Hefe zugleich die Gichtgefahr erhöht, ist es dringend geboten, die Hefekur auf maximal ein bis zwei Wochen pro Vierteljahr zu begrenzen.

Vitamin B6 reguliert den Eiweißstoffwechsel

Das Gehirn und das Nervensystem reagieren ganz besonders empfindlich darauf, wenn Vitamin B6, auch Pyridoxin genannt, fehlt. Das liegt vor allem daran, daß ohne Vitamin B6 der ganze Eiweißstoffwechsel gestört ist. Auf einen möglichst reibungslosen Ablauf des Eiweißstoffwechsels sind Gehirn und Nerven jedoch in einem ganz besonderen Maße angewiesen.

> Ein funktionierender Eiweißstoffwechsel ist für jede Körperzelle fundamental wichtig. Wenn Vitamin B6 fehlt oder nur unzureichend vorhanden ist, dann kann das Eiweiß bald seiner Tätigkeit beim Zellaufbau nicht mehr nachkommen.

Eiweiß – ein lebensnotwendiger Baustoff unseres Körpers

Mit der Nahrung aufgenommenes Eiweiß wird, sobald es im Verdauungstrakt gelandet ist, minutiös in seine Einzelteile, sprich in Aminosäuren, zerlegt. Daraus wird dann körpereigenes Eiweiß gewonnen. Für diesen recht komplizierten Vorgang ist Vitamin B6 unerläßlich: Insgesamt ist es an mehr als 60 Enzymsystemen des Eiweiß- und Aminostoffwechsels beteiligt, und zwar als sogenanntes Koenzym, also als Enzymbestandteil.

Eiweiß wird bisweilen als Baustoff des menschlichen Organismus bezeichnet. Das hat seinen guten Grund, denn seine Hauptaufgabe besteht darin, die Körpersubstanz aufzubauen, zu erhalten und zu erneuern.

Vitamin-B6-Mangelsymptome sind unverwechselbar

Während die Abwesenheit vieler B-Vitamine ähnliche Symptome wie Konzentrationsschwäche, Müdigkeit oder – wie bei Vitamin B1 – leichte Kreislaufstörungen hervorruft, haben Funktionsstörungen im Eiweißstoffwechsel, ausgelöst durch Vitamin-B6-Mangel, unverwechselbare Begleiterscheinungen. Krampfzustände in unregelmäßigen Abständen, die immer heftiger werden können, aber auch Appetitlosigkeit, Durchfälle und Erbrechen sind die charakteristischen Begleiterscheinungen eines Vitamin-B6-Mangels. Darüber hinaus reagiert auch die Haut ganz besonders empfindlich, wenn Vitamin B6 fehlt: Unangenehme Ausschläge um Augen, Mund und Nase deuten unmißverständlich darauf hin, daß dem Körper schnellstens Vitamin-B6-reiche Nahrung zugeführt werden sollte.

> Bei Vitamin-B6-Mangel kann auch das Nervensystem Ausfallerscheinungen zeigen. Übrigens: Alkohol und Nikotin sind wahre Vitamin-B6-Killer.

Vitamin-B6-haltige Lebensmittel

Vitamin B6 ist in nahezu allen Nahrungsmitteln enthalten. Einen besonders hohen Vitamin-B6-Anteil haben Fleisch und Innereien. Von den Gemüse- und Obstsorten haben sich besonders Kartoffeln, Erbsen, Karotten, Grünkohl und Bohnen sowie Bananen als hervorragende Vitamin-B6-Lieferanten erwiesen. Ebenfalls hervorgetan haben sich Brot und andere Getreideprodukte; dagegen enthalten erstaunlicherweise Milchprodukte vergleichsweise wenig Vitamin B6. Schließlich kommen auch Makrelen- und Sardinenliebhaber voll auf ihre Vitamin-B6-Kosten: Wer öfter eine Büchse Sardinen verspeist, könnte es sich sogar leisten, auf den regelmäßigen Verzehr von Bananen – zumindest, was die Vitamin-B6-Zufuhr betrifft – zu verzichten.

Die zusätzliche Einnahme von Vitamin-B6-Präparaten ist normalerweise ungefährlich. Bei Erkrankungen des Nervensystems verordnen Ärzte inzwischen immer häufiger Megadosen an Vitamin B6, weil mittlerweile erwiesen ist, daß Vitamin B6 geschädigte Nervenzellen heilen kann.

Auch als Mittel gegen Reisekrankheit haben sich Vitamin-B6-Präparate bewährt: Empfohlen werden 80 bis 200 Milligramm.

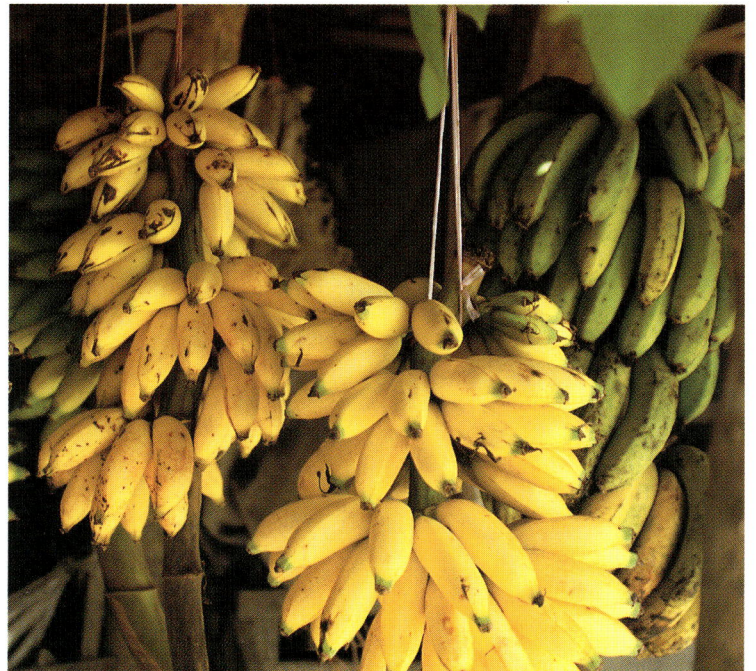

Wenn Sie Fisch nicht mögen, sollten Sie mehr Bananen essen. Dann haben Sie mit Sicherheit eine optimale Vitamin-B6-Bilanz.

Vitamin B12 – unverzichtbar für die Nerven

Vitamin B12, auch Kobalamin genannt, ist in unserem Körper zwar nicht an zahlreichen, dafür aber an um so wichtigeren Reaktionen beteiligt. So wird Vitamin B12 vor allem für die Bildung der roten Blutkörperchen gebraucht, die im Knochenmark hergestellt werden. Neben seinen Tätigkeiten im Kohlenhydrat-, Fett- und Eiweißstoffwechsel fördert Vitamin B12 das Wachstum, was für Heranwachsende besonders bedeutsam ist. Seine Fähigkeit, Körperzellen innerhalb kürzester Zeit zu regenerieren, macht es schließlich auch für das Nervensystem unentbehrlich: Hier ist es wesentlich an der Bildung des Nervengewebes beteiligt.

Vitamin-B12-Mangel hat schlimme Auswirkungen

Lange bevor man das Vitamin B12 entdeckt hatte, sorgte die perniziöse Anämie (zerstörerische Blutarmut) immer wieder für große Aufregung: Wer an dieser Krankheit litt, war dem Tod geweiht! Die äußerlichen Symptome dieser Erkrankung sind schnell erkennbar: eine blaßgelbe, blutleere Verfärbung der Haut und eine entzündete Zunge sowie extreme Müdigkeit und Kraftlosigkeit, die bald schon von einem Kribbeln in den Gliedmaßen bis hin zu Lähmungserscheinungen unterschiedlichen Ausmaßes begleitet werden. Bei einem Blutbild ist die Vitamin-B12-Mangelerkrankung erkennbar: Es zeigt schwerwiegende Veränderungen an den Blutzellen. Da jedoch ständig neue Blutzellen im Körper gebildet werden, können mit der entsprechenden Vitaminzufuhr auch wieder gesunde entstehen.

Die Rolle des Darms bei Vitamin-B12-Mangel

Die Gründe für einen schweren Vitamin-B12-Mangel liegen fast nie allein in einer falschen Ernährung. Vielmehr sind massive Verdauungsstörungen, etwa hervorgerufen durch Dünndarmerkrankungen (Ileitis) oder Magenschleimhautentzündungen (Gastritis), schuld daran, daß Vitamin B12 nicht zu den Stellen im Körper gelangt, wo es eigentlich dringend gebraucht wird. Weil Vitamin B12 ausschließlich aus dem Darm über einen kom-

> **Bei chronischen Nervenschmerzen werden häufig Kombinationspräparate verordnet, die neben den Vitaminen B1 und B6 auch hohe Mengen an Vitamin B12 enthalten. Auch bei manchen Magen- und Darmerkrankungen muß die Vitamin-B12-Zufuhr durch synthetische Präparate gesichert werden.**

Hindernisse beim Vitamintransport

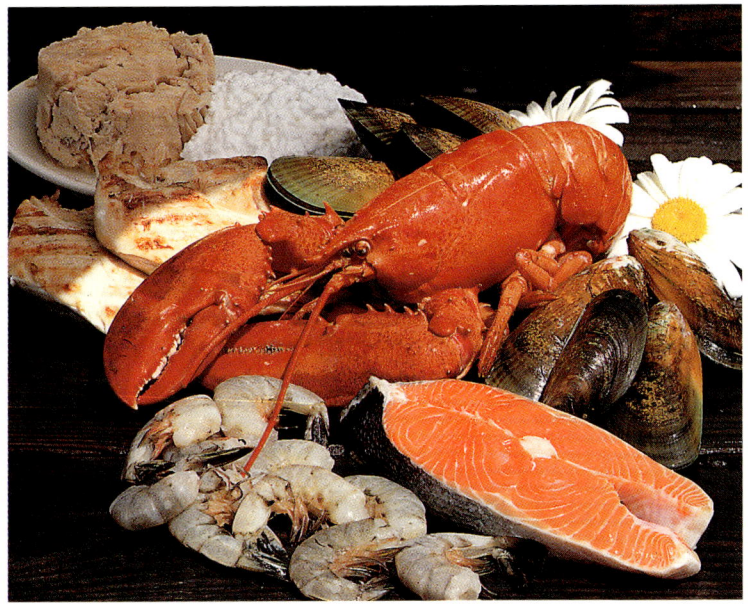

Fisch ist ein guter Vitamin-B12-Lieferant. Schaltiere haben zusätzlich noch einen hohen Selengehalt – allen voran der Hummer. Selen ist das Spurenelement, das die antioxidativen Vitamine C, E und Beta-Karotin in ihrem Kampf gegen die freien Radikale unterstützt.

plizierten Transportmechanismus in die Zellen gelangt, kann schon eine geringfügige Behinderung des Transportmittels (Intrinsic factor), das in der Magenschleimhaut produziert wird, die Vitamin-B12-Aufnahme in den Blutkreislauf verhindern. Menschen mit chronischen Magenschleimhautentzündungen oder jene, denen der Magen teilweise entfernt werden mußte, sind deshalb häufig auf Vitamin-B12-Präparate angewiesen, manchmal lebenslang.

Die fleißigen Helfer von Vitamin B12

Um seinen täglichen Vitamin-B12-Bedarf zu decken, ist der menschliche Organismus auf die Darmbakterien angewiesen. Sie wandeln das mit der Nahrung zugefügte Vitamin B12 so um, daß der Körper es verwenden kann. Die besten Vitamin-B12-Lieferanten sind tierische Lebensmittel, allen voran Leber, Nieren und Hirn. Wer Innereien nicht unbedingt auf seinen täglichen Speiseplan setzen möchte, der braucht nur 250 Milliliter Milch pro Tag zu trinken, um dem Körper genug Vitamin B12 zuzuführen. Ansonsten haben sich auch Muskelfleisch, Fisch, Eier und Sauerkraut als gute Vitamin-B12-Quellen bewährt.

Von der DGE wird empfohlen, daß Erwachsene täglich 3,0 Mikrogramm Vitamin B12 mit der Nahrung aufnehmen sollten. Strenge Vegetarier, die auch auf Milchprodukte und Eier verzichten, können sich einen Vitamin-B12-Mangel einhandeln.

Starke Stoffe für Gehirn und Nerven

Kohlenhydrate fördern die Aufnahme von Eiweiß. Deshalb sollten Sie bei der Zusammenstellung Ihrer Mahlzeit sowohl kohlenhydratreiche als auch eiweißhaltige Lebensmittel berücksichtigen.

Auch Ihre Verdauungsorgane brauchen Schutz vor Streß! Je hektischer Sie essen und je weniger Sie kauen, desto schlechter sind der Verdauungsprozeß und damit die Verwertung der Nährstoffe. Also: Nehmen Sie sich genügend Zeit für Ihre Mahlzeiten – zumal sich damit auch schneller die geistige Entspannung einstellt.

Nährstoffkur gegen Dauerstreß

1
Gerade in Streßzeiten brauchen wir eine gute Grundstimmung, um mit Elan und Schaffensfreude unsere Aufgaben zu bewältigen. Dabei erhalten wir normalerweise die Unterstützung von Streßhormonen und Botenstoffen. Um uns mit beidem angemessen versorgen zu können, benötigt das Gehirn Proteine aus der Nahrung. Wenn sich die gute Laune also nicht von selbst einstellt, dann sollten Sie gezielt auf gute Protein!lieferanten zurückgreifen: Milchprodukte, Fisch, Fleisch und Geflügel.

2
Gerade wenn Sie sich konzentrieren müssen, sollte die Kost leicht verdaulich sein, um die Verdauungsorgane nicht unnötig zu belasten. Am besten ist es, Sie verteilen die Energiezufuhr über den ganzen Tag mit mehreren kleinen Mahlzeiten. Kohlenhydrate aus Vollkornprodukten, Kartoffeln, Gemüse und Obst geben Ihnen die nötige Power, um geistig und körperlich leistungsfähig zu bleiben.

3
Achten Sie auf eine angemessene Aufnahme von B-Vitaminen! Nur so ist gewährleistet, daß der Energiestoffwechsel von Gehirn- und Nervenzellen rund um die Uhr auf Hochtouren arbeitet. Gute Vitamin-B-Lieferanten sind neben Fleisch und Vollkornprodukten auch Hülsenfrüchte und Sprossengemüse.

4
Als Anti-Streß-Mineralstoffe sind Magnesium und Kalzium einfach unschlagbar! Denn sie unterstützen die reibungslose Reizübertragung im Nervensystem. Wenn Sie genug Milchprodukte, grünes Gemüse, Vollkornprodukte, Fisch und Nüsse essen und viel Mineralwasser trinken, dann bauen Sie unweigerlich Ihren Streß ab.

5
Auch die Antioxidantien können Ihnen dabei helfen, sich vor unangenehmen Streßsymptomen zu schützen. Die Vitamine C, E und das Provitamin Beta-Karotin sowie das Spurenelement Selen wirken gegen den sogenannten oxidativen Streß und damit gegen zellschädigende, aggressive Sauerstoffradikale. Gemüse, Keimöle und viel frisches Obst sollten deshalb grundsätzlich auf Ihrem täglichen Speiseplan stehen!

Magnesium und Phosphor – die ideale Nervennahrung

Magnesium – Fitmacher für Gehirn und Nerven

Der Mineralstoff Magnesium ist ein Leichtmetall, das ebenso im Meerwasser wie in vielen berühmten Mineralquellen vorkommt. Als wichtiger Bestandteil des Blattgrüns (Chlorophyll) ist Magnesium zwar auch in Pflanzen enthalten, doch die weitverbreitete Stickstoffdüngung trägt immer mehr dazu bei, daß die Böden kaum noch Magnesium enthalten. So können auch die Pflanzen immer weniger von diesem wichtigen Mineral aufnehmen.
Der Körper eines Erwachsenen enthält rund 30 Gramm Magnesium. Der größte Teil davon ist in den Knochen deponiert. Von hier aus können die einzelnen Stoffwechselvorgänge – je nach Bedarf – beliebig auf Magnesium zurückgreifen. Das restliche Magnesium befindet sich in der Muskulatur, in der Leber, den Nieren, im Blut und im Gehirn.

Wie Kalzium, so ist auch Magnesium darauf angewiesen, daß im Körper genügend Vitamin D vorhanden ist: Vitamin D fördert die Aufnahme von Magnesium aus dem Dünndarm ins Blut.

Die vielfältigen Aufgaben von Magnesium

Neben Kalzium ist Magnesium der wichtigste Mineralstoff für den menschlichen Organismus. Es ist deshalb zwingend notwendig, daß man über die Nahrung dem Körper ausreichend Magnesium zuführt. Maßgeblich beteiligt ist Magnesium am Eiweiß-, Fett- und Kohlenhydratstoffwechsel, also Stoffwechseln, die enorm wichtig für Gehirn und Nerven sind. Dementsprechend ist Magnesium für den Energiehaushalt einfach unentbehrlich: Über 300 Enzyme können ihre Aufgaben nicht mehr erfüllen, wenn nicht genügend Magnesium im Körper angereichert ist. Ohne Magnesium würden der Herzmuskel und die übrigen Muskeln ihre Leistungsfähigkeit einbüßen, die Funktionen der Nerven und der Leber bald versagen. Herausragend ist auch die Schutzfunktion von Magnesium vor den negativen Auswirkungen von Streß: Indem es die Zellmembranen stabilisiert, verhindert Magnesium zugleich, daß die Zellen durch Streßhormone überreizt werden.

Der tägliche Magnesiumbedarf eines Erwachsenen liegt bei 300 bis 400 Milligramm. Mit Rohkost und Blattsalaten kann man ihn normalerweise gut decken.

Magnesiummangel – ein häufiges Übel

Magnesiummangel kommt leider besonders häufig vor. Obwohl Magnesium doch eigentlich so wichtig für uns ist, verhindern wir mit einer falschen Ernährung, daß genügend im Körper vorhanden ist: Weißmehl, geschälter Reis, raffinierter Zucker, zuviel Nikotin und Alkohol und zuwenig Obst, Gemüse, Rohkost und Vollkornprodukte verursachen Engpässe in der Nährstoffversorgung und führen auf Dauer dazu, daß unsere Nährstoffdepots im Körper leer sind.

Was den Magnesiummangel betrifft, so greift der Organismus – wie auch im Fall von Kalziummangel (siehe Seite 39) – über kurz oder lang auf seine Magnesiumkapazitäten in den Knochen zurück. Magnesiummangelerscheinungen reichen von Konzentrationsschwäche, Nervosität und unkontrolliertem Muskelzucken bis hin zu Lebererkrankungen, Herzrhythmusstörungen und Herzinfarkt. Abgesehen von einer ungesunden Ernährung können aber auch Magen-Darm-Erkrankungen zu Magnesiumdefiziten führen, denn wie viele andere Nährstoffe wird auch Magnesium im Dünndarm resorbiert.

Zusammen mit Kalium im Zellinneren sowie Kalzium und Natrium im Zelläußeren sorgt Magnesium für ein stabiles Gleichgewicht unserer Körperzellen.

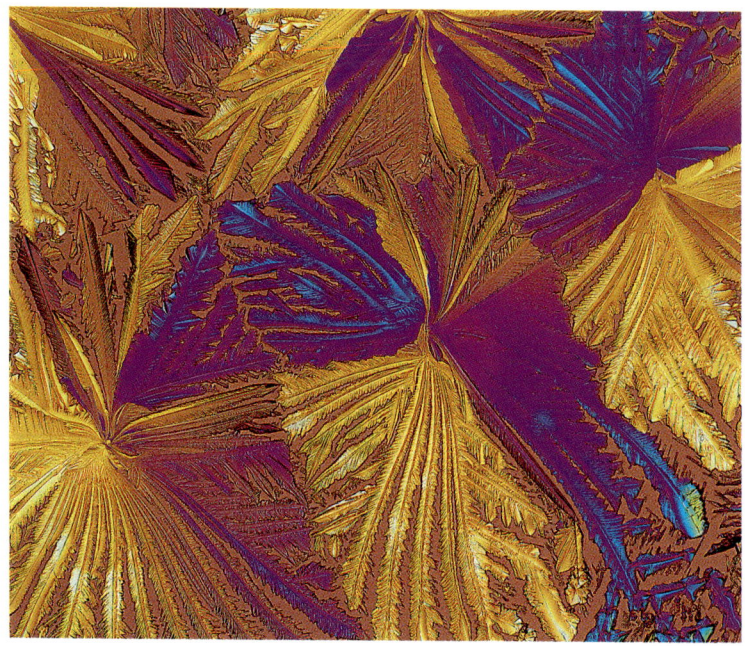

Wie zarte Eisblumen – so sehen Magnesiummoleküle in 40facher Vergrößerung aus.

Gegenspieler der Streßhormone

Es ist wissenschaftlich erwiesen, daß Magnesium in seiner Funktion als Anti-Streß-Faktor einfach unschlagbar ist. Streß ruft bestimmte Reaktionen im Körper hervor: Das Zwischenhirn registriert jede Form von Erregbarkeit und leitet die Informationen umgehend an die Nebennieren weiter. Dabei spielt es keine Rolle, ob starke nervliche Belastung, ein plötzlicher Schock oder große Freude die Auslöser sind. Die Nebennieren schütten sofort die Streßhormone Adrenalin und Noradrenalin aus. Dadurch verengen sich die Blutgefäße, der Puls wird beschleunigt, und der Blutdruck steigt an. Gleichzeitig wird aus bestimmten Zellen Magnesium freigesetzt und ins Blut geleitet. Der erhöhte Magnesiumanteil im Blut wirkt beruhigend: Die Blutgefäße erweitern sich wieder, und der Blutdruck sinkt ab. Wir werden ruhiger und erholen uns wieder.

> **Magnesium hat eine vorbeugende Wirkung gegen Herzerkrankungen. Ein kleiner Ernährungstip: Ungeschälter Naturreis enthält doppelt soviel Magnesium wie polierter weißer Reis.**

Bluthochdruck durch Magnesiummangel

Wenn das Magnesium seine Aufgabe als Anti-Streß-Faktor erfüllt hat, dann kann es nicht mehr für andere Aufgaben im Körper herangezogen werden: Es wird ausgeschieden. Danach dauert es eine gewisse Zeit, bis das verlorengegangene Magnesium wieder ersetzt wird. Spätestens jetzt kann sich eine falsche Ernährung fatal auswirken: Je weniger wir dem permanenten Magnesiumbedarf des Körpers Folge leisten, desto schleppender verläuft der Prozeß, der Magnesium wieder dahin führt, wo es dringend gebraucht wird, z. B. um der nächsten Streßattacke erfolgreich die Stirn zu bieten. Die Folgen liegen auf der Hand: Ständiger Streß, der durch einen satten Magnesiumvorrat nicht immer wieder aufgefangen werden kann, führt zu Gefäßverengung und Bluthochdruck.

> **Zuviel Nikotin, Alkohol und zuviel Fleisch rufen einen Magnesiummangel hervor.**

Schutzwirkung vor Arteriosklerose

Magnesium kann cholesterinabbauende Enzyme aktivieren. Deshalb sollten Patienten mit Arteriosklerose immer genügend Magnesium aufnehmen!

Starke Stoffe für Gehirn und Nerven

Beginnen Sie den Tag doch mit einem Schub an Mineralstoffen und Vitaminen. Ein Müsli (B-Vitamine und Magnesium) mit Milch (Kalzium) und vitaminreichem Obst macht Sie topfit.

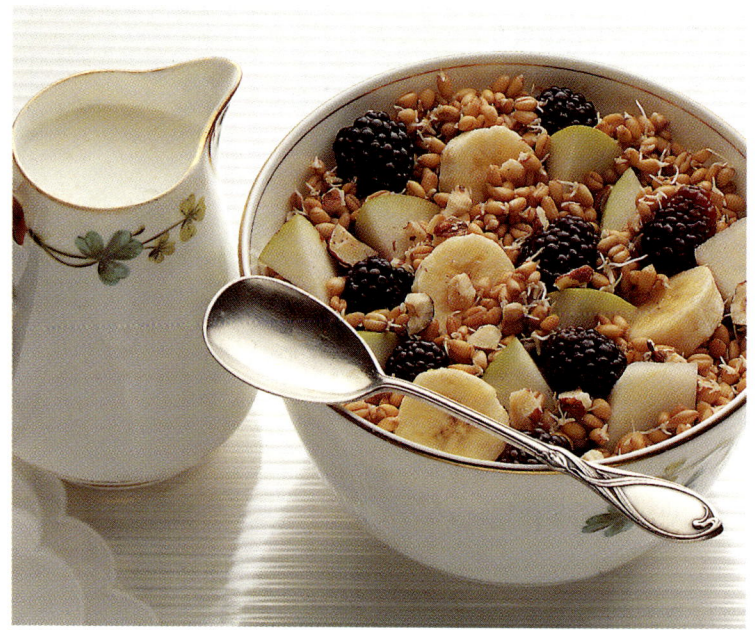

Vorsicht! Nicht jedes Mineralwasser ist magnesiumreich. Um mit Mineralwasser eine optimale Magnesiumzufuhr zu erreichen, sollten mindestens 50 Milligramm Magnesium pro Liter enthalten sein.

Rohkost und Salate sorgen für einen guten Magnesiumvorrat

Neben magnesiumreichem Mineralwasser haben sich Salate und Rohkost einen Namen als besonders gute Magnesiumquellen gemacht. Mit 125 Gramm Rohkost oder Salat hat man bereits nahezu den gesamten Tagesbedarf an Magnesium abgedeckt.
Was die Zubereitung von Salaten oder Rohkosttellern betrifft, so empfiehlt es sich, viel glatte Petersilie und frischen Schnittlauch hinzuzufügen. Abgesehen davon, daß die Salatsauce durch die beiden intensiven Kräuter erst ihren besonderen Geschmack erhält, ist in Petersilie und Schnittlauch besonders viel Magnesium enthalten.

Müsli am Morgen

Auch Bierhefe, gekeimte Weizenkörner, Vollkornmehl, Haferflocken, Nüsse, Mais und Hirse sind gute Magnesiumlieferanten. So ist man mit einer ordentlichen Portion Müsli am Morgen bereits gut gegen stressige Phasen gerüstet, die im Verlauf eines Tages möglicherweise noch auf einen zukommen.

Phosphor – der zweithäufigste Mineralstoff

Das chemische Element Phosphor ist – wie Kalzium und Magnesium – ein wichtiger Knochenbestandteil und somit ebenfalls ein lebensnotwendiger Baustoff. Phosphor ist der Mineralstoff mit dem zweithöchsten Anteil im Körper, wobei er sich meistens in einer anorganischen Verbindung mit Kalzium befindet. Um ihr »gesundes« Verhältnis zu wahren, müssen Phosphor und Kalzium möglichst ausgeglichen im Körper vorhanden sein (siehe Seite 43). Deshalb reicht es nicht aus, wenn man nur darauf achtet, einem Phosphormangel vorzubeugen. Ebenso muß man berücksichtigen, daß auch ein Überschuß an Phosphor schädliche Auswirkungen auf den Organismus haben kann: Zuviel Phosphor beeinträchtigt grundsätzlich die Kalziumversorgung des Körpers.

Normalerweise nehmen wir genügend Phosphor zu uns. Lediglich extrem einseitige Schlankheitsdiäten begünstigen einen Phosphormangel!

Wichtig für die Energieproduktion

Die Hauptaufgabe von Phosphor ist die Energiegewinnung aus den Nährstoffen. Phosphor ist der Hauptbestandteil des Moleküls ATP, das sowohl für die Muskeltätigkeit und die Regulierung der Körperwärme als auch für die Sinneswahrnehmung und das Wachstum von ganz entscheidender Bedeutung ist. Damit wird der Mineralstoff auch wichtig für Gehirn und Nerven.
So wichtig Phosphor für die einzelnen Körperfunktionen und -organe auch ist – seit ein paar Jahren haben Mediziner und Wissenschaftler gerade Phosphor im Verdacht, Hyperaktivität vor allem bei Kindern auszulösen oder zumindest zu begünstigen. Deshalb sollten Eltern grundsätzlich darauf achten, daß ihre Kinder sich phosphatarm ernähren.

800 bis 900 Milligramm Phosphor pro Tag sollte ein Erwachsener aufnehmen.

Phosphatreiche Zusatzstoffe

Da Phosphor in fast allen Nahrungsmitteln enthalten ist, kommt ein Mangel praktisch nicht vor. Menschen, die ihre Phosphorzufuhr begrenzt halten müssen, sollten beachten, daß Phosphate auch in Zusatz- bzw. Konservierungsstoffen enthalten sind. Deswegen sollte man Substanzen wie E 338 oder E 341 und E 450 a bis c meiden!

So gelangen Sie zu Fitneß und positivem Körpergefühl

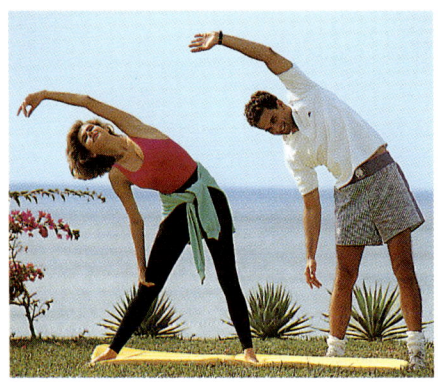

Es muß ja nicht gleich Hochleistungssport sein – doch Bewegung ist wichtig.

Sich durch Bewegung den psychischen Ballast eines hektischen Arbeitstags vom Leib zu schaffen funktioniert nur, wenn der Körper mitmacht. Wer Sport treibt, sollte seinem Körper genügend Nährstoffe zuführen. Und wer zu sehr auf Sieg setzt, ohne die warnenden Vorzeichen wie Erschöpfung, Kreislaufprobleme oder Schwächegefühle zu beachten, der führt den eigentlichen Sinn von körperlicher Aktivität schnell ad absurdum!

Komplexe Kohlenhydrate bringen neuen Schwung ins Leben

Ernährungsrichtlinien für körperlich Aktive

Die Nahrung hält für uns ausgesprochen viele Fitmacher bereit. So gibt es in der Gruppe der besten Nährstofflieferanten – Vollkornprodukte, Obst und Gemüse – regelrechte »Vitalstars«. Hobby- und Leistungssportler wissen: Besonders kohlenhydratreiche Lebensmittel, wie Kartoffeln, Naturreis und sogar Vollkornnudeln, fördern die körperliche Leistungsfähigkeit erheblich.

Kein Wunder, daß Berufssportler stets darauf achten, daß sie vor und nach dem Sport viele Kohlenhydrate essen – denn komplexe Kohlenhydrate sind die Energiequellen schlechthin!

Tatsächlich sichert die richtige Kost die optimale Anlage von Energie- und Nährstoffdepots und läßt mögliche Mangelsituationen während der körperlichen Aktivitäten gar nicht erst aufkommen. Das gilt nicht nur für Hochleistungssportler, sondern für alle, die ihren Körper (und ihren Geist) fit und vital halten wollen. Denn fest steht: Die regelmäßige sportliche Betätigung steigert den Grundumsatz deutlich, der Stoffwechsel arbeitet sogar in Ruhe auf einem höheren Niveau! Ob Sie nun jeden Tag Treppen steigen, Gymnastik treiben, joggen, radeln, schwimmen oder Tennis spielen – das oberste Gebot lautet für alle, die sich viel bewegen: Steigen Sie auf komplexe Kohlenhydrate um.

> Egal, ob Leistungs- oder Hobbysportler: Jeder, der seinen Körper regelmäßig auf Hochtouren bringt, braucht eine verstärkte Energiezufuhr durch die Nahrung.

> Komplexe Kohlenhydrate sind besonders in Vollkornprodukten, Obst, Rohkost, Salaten, Kartoffeln und Naturreis enthalten.

Hobbysport begünstigt die Energieverwertung

Sehr häufig wird die Meinung vertreten, daß Freizeitsportler aufgrund ihres relativ niedrigen Energieumsatzes nicht unbedingt auf eine sportgerechte Ernährung achten müßten. Doch selbst Hobbysportler, deren Energiebedarf nur etwa 2000 Kilokalorien pro Woche beträgt, profitieren von einer optimalen Energiezufuhr! Denn der Körper stellt sich schnell auf regelmäßige Bewegung ein und sorgt sogar in Ruhezeiten für eine bessere Energieverwertung.

Müdigkeit – eine Folge von Streß und Hektik

Wer regelmäßig Sport treibt, der weiß, daß die körperliche Fitneß erheblichen Schwankungen unterworfen sein kann, die man sich manchmal nicht so recht erklären kann. Klar, wenn man nach einem stressigen Tag im Büro sozusagen in letzter Minute den Squashcourt betritt, der Yogakurs schon längst begonnen hat oder die Übungsgeräte im Fitneßstudio alle schon belegt sind, weil man es nicht mehr geschafft hat, pünktlich zu kommen, dann leuchtet es schnell ein, daß der Körper nicht auf Knopfdruck von Hektik auf wohltuende Bewegung umschalten kann. Trotzdem können auch andere Gründe maßgeblich dafür sein, daß der Körper an einem Tag leistungsfähiger ist als an einem anderen Tag.

Müdigkeit – eine Folge der Ernährung

> Neben Kohlenhydraten gehört auch das Eiweiß zu den Topfitmachern. In Verbindung damit muß man auf die richtige Magnesiumzufuhr achten, denn Magnesium ist entscheidend am Eiweißstoffwechsel beteiligt.

Tatsächlich sind mangelnde Fitneß, unregelmäßige (körperliche) Leistungen ebenso wie geistige Müdigkeit und Konzentrationsstörungen häufig eine biochemische Folge von ungesunder Ernährung. Schon im Zusammenhang mit der Leistungsfähigkeit von Gehirn und Nerven wurde die wichtige Bedeutung des Blutzuckers (siehe Seite 90) deutlich. Das gilt auch für körperliche Aktivitäten: Wenn der Blutzucker zu niedrig ist, beginnt der Körper sofort damit, seine Energiezufuhr zu verringern. Wenn der Stoffwechsel seine Kapazitäten reduziert, sind geistige und körperliche Trägheit und mangelnde Konzentration nur noch mit einer gezielten Energiezufuhr durch die Ernährung abzuwenden.

Die klassischen Müdemacher

> Gehirn-, Nerven- und viele andere Körperzellen werden bei Glukosemangel »müde«.

Es gibt sie, die typischen Müdemacher, die in unserer Ernährung leider immer noch für viele von uns eine zu große Rolle spielen. Dazu gehören vor allem helles Brot und helle Nudeln, polierter Reis, feinraffinierter Zucker, Süßigkeiten, süße Getränke, Kaffee, besonders in Verbindung mit Zucker, zuviel Kochsalz, Alkohol, Nikotin. Aber auch Tablettenmißbrauch (sogar Aufputschmittel, die das Gegenteil versprechen) sowie psychischer Streß und permanente Hektik lassen uns müde und träge werden.

Chrom – ein Mineral, das müde Menschen munter macht

Neben komplexen Kohlenhydraten und Eiweiß hilft noch eine Substanz gegen chronisch niedrige Blutzuckerwerte und Müdigkeit: das Spurenelement Chrom (Tagesbedarf ca. 0,05 Milligramm). Vollkornprodukte, Pilze, Früchte, Rosinen, Nüsse, Melasse, Bierhefe und sogar schwarzer Pfeffer sind besonders ergiebige Chromquellen. Studien haben ergeben, daß Menschen (und Tiere!) bei Chrommangel nicht nur unter starker Müdigkeit leiden, sondern auch über Symptome klagen, die der Zuckerkrankheit sehr ähnlich sind. Inzwischen weiß man, daß Chrom das Bauchspeicheldrüsenhormon Insulin massiv dabei unterstützt, das Gleichgewicht des Zuckers im Blut aufrechtzuerhalten.

Zu einer Überdosis Chrom kann es eigentlich nur kommen, wenn man Trinkwasser zu sich nimmt, das stark mit chromhaltigen Industrieabfällen angereichert ist. Dann stellt sich allerdings schnell eine akute Vergiftung ein, die sich in Hautveränderungen, Durchfall, Kreislaufkollaps, aber auch in heftigen Bauchschmerzen und blutigem Erbrechen äußert.

Feingemahlene Mehle der Type 405 und der raffinierte Haushaltszucker enthalten so gut wie kein Chrom mehr. Schuld daran ist die sogenannte Denaturierung, also die nährstoffeindliche industrielle Verarbeitungsmethode.

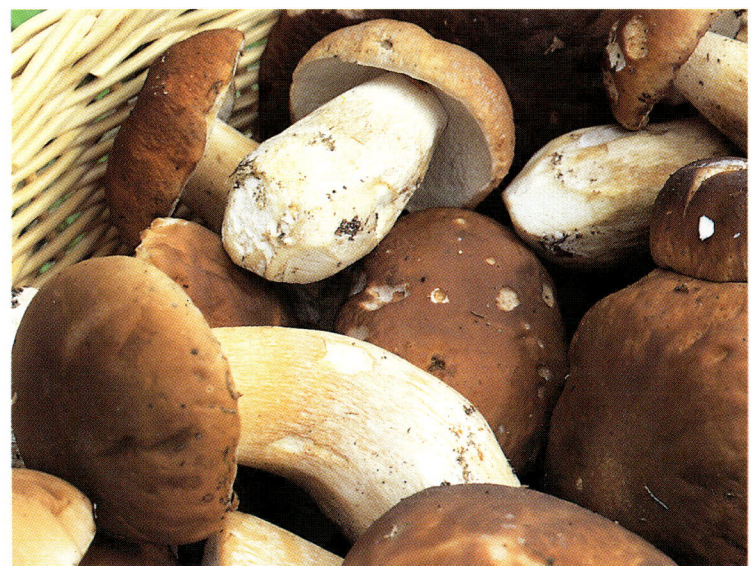

Manchmal ist es gar nicht das fette Essen: Erhöhte Cholesterinwerte im Blut können eine Folge von Chrommangel sein. Zu den ergiebigen Chromlieferanten zählen beispielsweise Pilze.

So gelangen Sie zu Fitneß und positivem Körpergefühl

Rohkost ist das reinste Nährstoffvergnügen! Ergänzt mit Vollkornprodukten bringt sie den Körper zu voller Leistungsfähigkeit.

Ideale Zwischenmahlzeiten für neue Kräfte

Snacks mit Obst

- Kiwi- oder Melonenscheiben mit Frischkäse oder Magerquark
- 1 Becher Vollmilchjoghurt mit Bananenscheiben
- Etwas ungesüßtes Kompott mit großen frischen Birnenstücken
- 1 Fruchtkaltschale mit etwas Magerquark
- Exotischer Fruchtsalat (z. B. Kiwi, frische Ananas, Mango, Honigmelone, Pfirsich) mit etwas süßer Sahne
- 1 Portion Milchreis mit frischem Obst (z. B. Kirschen, Aprikosen, Nektarinen)
- Honigmelone mit magerem Schinken und danach ein paar Kräcker oder ein Knäckebrot
- 1 reife Avocado mit Magerjoghurt, Mehrkornflocken und Blauschimmelkäse

Gemüse und Co.

- Kohlrabi-Karotten-Rohkost mit frischem Dill und einem Schuß frischgepreßtem Zitronensaft
- Knackiges Gemüse (z. B. Sellerie, Karotten, Kohlrabi, Salatgurke) mit Quarkdip
- Bohnensalat (grüne Brechbohnen) mit Zwiebelringen und etwas süßer Sahne
- Apfel-Karotten-Rohkost mit einem Pumpernickel-Käse-Happen

Der Drang, vom Kaffee bis hin zum Obst alles mit Haushaltszucker zu süßen, ist eine Untugend, die man sich ganz schnell wieder abgewöhnen sollte.

Vollkornprodukte mit Beilagen

- 1 Scheibe Weizenvollkorn- oder Roggenbrot mit Quark oder Honig oder mit fettarmem Käse
- 1 Scheibe Vollkorntoast mit Roastbeef oder Geflügelaufschnitt
- Ein paar Vollkornkekse und dazu Tee mit frischgepreßtem Zitronensaft
- 1 Vollkornbrötchen mit frischen Krabben (oder Krabbenfleisch) und 1 Orange
- Frischkornbrei (z. B. Dinkel und gehackte Pistazienkerne) mit Erdbeeren
- 1 Glas Buttermilch mit 2 EL Instanthaferflocken
- Hirsespeise mit Früchten (z. B. 1 Orange und 1 Banane) mit etwas frischgepreßtem Zitronensaft

Zuwenig Flüssigkeit macht den Körper müde

Kürzlich hat eine Studie ergeben, daß die Europäer regelrechte Mineralwassermuffel sind! Bekannt als besonders trinkfreudige und trinkfeste Genossen, wenn es um Kaffee, Tee oder Alkohol geht, halten wir uns auch hierzulande merklich zurück, was das gesündeste und kalorienärmste aller Getränke betrifft. Dabei brauchen wir für alle Körperfunktionen eine ganz bestimmte Konzentration von Wasser und Mineralsalzen. Wir können zwar bis zu fünf Wochen ohne Kohlenhydrate, Eiweiß oder Fett leben, aber höchstens fünf Tage ohne Wasser. Schon nach 24 Stunden ohne Wasserzufuhr verringert sich die Schnelligkeit der Stoffwechselprozesse im Körper.

Natrium, Kalium und Chlor – die Regulatoren unseres Wasserhaushalts

Natrium ist ein chemisches Element, das in Verbindung mit Chlor bzw. Chlorid als Koch- oder Tafelsalz bekannt ist. Als elektrisch geladene Elemente (Elektrolyte) sind diese beiden Mineralstoffe für den Wasser- und den Elektrolythaushalt im Körper zuständig. Der direkte Gegenspieler von Natrium ist Kalium: Während Natrium zusammen mit dem Chlorid für die Gewebespannung außerhalb der Zellen zuständig ist, reguliert Kalium den osmotischen Druck im Zellinneren. Zudem ist der Natrium- und Kaliumaustausch besonders wichtig für die Funktion der Muskel- und Nervenzellen. Während Natrium und Kalium in einem unauflöslichen Wechselverhältnis stehen, arbeitet Chlor – neben seiner Partnerschaft mit Natrium und Kalium – auch noch in anderen Körperbereichen: Zusammen mit Wasserstoff bildet Chlor im Magen Salzsäure, die für den Verdauungsprozeß von ganz entscheidender Bedeutung ist.

Auf die richtige Prise kommt es an!

Vor allem Natrium ist in den letzten Jahren etwas in Verruf geraten, weil der Mineralstoff im Verdacht steht, die Zivilisationskrankheit Bluthochdruck (Hypertonie) zu begünstigen. Aller-

---

Achten Sie darauf, daß Ihre Mineralwassersorte nicht zuviel Natrium enthält. Durchschnittlich werden hierzulande sowieso schon mehr als zwei bis drei Gramm Natrium in Form von Kochsalz (Natriumchlorid) pro Tag verzehrt. Nach Meinung der Fachleute ist das zuviel.

Als Osmose bezeichnet man den Übergang des hochkonzentrierten Anteils eines Lösungsmittels einer Lösung in den schwächer konzentrierten Anteil durch eine feinporige, halbdurchlässige (permeable) Scheidewand.

> Kochsalz ist die chemische Verbindung von Natrium und Chlor: Natriumchlorid (NaCl). Ein Gramm Kochsalz enthält ca. 0,4 Gramm Natrium. Als salzarme Ernährung gilt die tägliche Aufnahme von zwei bis drei Gramm Kochsalz. Diese Werte sind allerdings in der Diskussion.

dings ist bis heute noch nicht endgültig bewiesen, daß zwischen einem hohen Salzkonsum und Bluthochdruck, der immerhin die Neigung zu Schlaganfall und Herzinfarkt fördert, ein Zusammenhang besteht. Dennoch: Wer an Bluthochdruck leidet, sollte mit Kochsalz äußerst sparsam umgehen. Der Körper eines Erwachsenen benötigt im Durchschnitt zwei bis drei Gramm Natrium. Doch nehmen wir oft mehr als das Doppelte täglich mit der Nahrung auf. Anders als bei allen anderen Nährstoffen ist die Gefahr eines Mangels an Natrium ziemlich gering. Statt dessen sollte man sich lieber – wenn man nicht gerade ein passionierter Sportler ist – darauf konzentrieren, daß man nicht zuviel Natrium (in Form von Speisesalz) verzehrt.

Darauf sollten Sie bei der Kochsalzzufuhr achten

- Feinschmecker akzeptieren Salz gar nicht erst als eigenständiges Gewürz! Und tatsächlich: Wenn Sie mit Pfeffer, Muskat, Thymian, Majoran, Oregano, Rosmarin, Majoran, Salbei, Paprika, Chili, Peperoni, Piment, Koriander, Kümmel, Kardamom, Suppengrün, Zwiebeln, Schnittlauch, Petersilie und vielen anderen frischen Kräutern der Saison würzen, benötigen Sie eigentlich nur noch eine Prise Salz, um das Gericht geschmacklich abzurunden.

- Frisch zubereitete Speisen sind nicht nur besonders nährstoffreich, sondern ihr Geschmack ist auch besonders intensiv. Und je geschmackvoller die Zutaten für ein Gericht sind, desto weniger Salz benötigt der Koch bei der Zubereitung.

- Schränken Sie die Konservenkost und den Verzehr von Fertiggerichten rigoros ein. Sie enthalten in der Regel so gut wie keine Nährstoffe mehr, dafür aber um so mehr Salz! Greifen Sie statt dessen lieber auf Tiefkühlkost zurück, wenn es schnell gehen soll.

> Eine zu hohe Kochsalzzufuhr wirkt sich auch auf unser Aussehen aus. Natriumüberschuß wird u. a. für eine trockene Haut verantwortlich gemacht.

- Wässern Sie Salzheringe und Matjesfilets vor dem Essen mindestens 20 Minuten.

- Steaks, Schnitzel und andere gebratene Fleischsorten sollten grundsätzlich nach dem Braten mit Salz bestreut werden.

- Streichen Sie Gepökeltes von Ihrem Speiseplan, wenn Sie bluthochdruckgefährdet sind.

Sportler haben einen erhöhten Natriumbedarf

Ein Natriummangel ist, wie gesagt, eher selten. Lediglich bei regelmäßigen sportlichen Aktivitäten, vor allem dann, wenn es dabei auf große körperliche Leistungen ankommt, kann Natrium schneller verbraucht werden. Je stärker sich der Körper anstrengt, desto mehr schwitzt er. Beim Schwitzen gehen dem Körper ständig Wasser und Salz verloren. Dadurch kann es zu einem Salzmangel kommen, so daß der Organismus schließlich mit Muskelkrämpfen und Kopfschmerzen reagiert. In diesen Fällen ist es sinnvoll – aber wirklich nur in diesen Fällen –, verstärkt natriumhaltiges Mineralwasser zu trinken. Dadurch werden dem Körper sowohl Flüssigkeit als auch Natrium zugeführt. Überhaupt kann Natriummangel immer dann entstehen, wenn der Körper gezwungen wird, überdurchschnittlich viel Flüssigkeit auszuscheiden: bei Erbrechen und Durchfall, bei hohem Fieber und bei großer Hitze, aber auch, wenn die Nieren nicht mehr voll funktionstüchtig sind.

Bestimmte Herz- und Nierenerkrankungen, die Wasseransammlungen im Gewebe hervorrufen, können zu einem Natriumüberschuß führen.

Natriumüberschuß und Kaliumversorgung

Auch Kalium ist häufig ein Opfer der modernen Verarbeitungsweisen von Nahrung. Häufig ist der natürliche Kaliumgehalt in den Lebensmitteln stark reduziert. Zugleich ist die zusätzliche Beigabe von Natrium in Form von Speisesalz in vielen Nahrungsmitteln (vor allem in Konserven- und Fertiggerichten) ein zusätzliches Handikap für Kalium: Der Natrium-Kalium-Spiegel verändert sich zugunsten des Natriums, was zu erheblichen Funktionsstörungen führen kann. Von extrem niedrigem Blutdruck über Verstopfung und Muskelfunktionsbeeinträchtigungen bis hin zu Herzrhythmusstörungen und Darmlähmung kann sich ein Kaliummangel ziemlich verheerend auf die wichtigsten Körperorgane auswirken.

Zum Glück kann Kaliummangel schnell durch den gezielten Verzehr von kaliumreichen Nahrungsmitteln behoben werden. Besonders viel Kalium enthalten beispielsweise Sojabohnen, weiße und dicke Bohnen, Kidneybohnen, Spinat, Grünkohl, Sauerkraut, aber auch getrocknete Aprikosen, Trauben, Ananas und Kirschen.

Die empfohlene tägliche Kaliumzufuhr für Erwachsene liegt zwischen drei und vier Gramm.

Keine schlaflosen Nächte mehr!

Schlaf – insbesondere der Tiefschlaf – bringt uns die wohlverdiente körperliche und seelische Entspannung. So verbringen wir durchschnittlich ein Drittel unseres Lebens mit Schlafen. Das ist eine unumstößliche Tatsache – doch immer noch tappen die Schlafforscher weitgehend im dunkeln, wenn es darum geht, definitive Antworten auf Fragen zu finden, die die Art und Weise betreffen, wie genau und mit welchen Mitteln sich der Organismus im Schlaf regeneriert.

Durch die verstärkte Ursachenforschung von Schlafstörungen haben die Wissenschaftler immerhin einige nennenswerte Aspekte herausgefunden, die für Menschen, die unter Einschlaf- oder sonstigen Schlafschwierigkeiten leiden, durchaus hilfreich sein können. Im übrigen umfaßt die Bandbreite von Schlafstörungen einige widersprüchliche Symptome: Während die einen mitten in der Nacht wach werden und bis zum Morgengrauen kein Auge mehr zumachen, schlafen andere gar nicht erst ein und sind dann am nächsten Tag prompt todmüde. Andere werden von einer regelrechten Schlafsucht (Narkolepsie) heimgesucht, die sie zwingt, fast nur noch das Bett zu hüten.

Auch Schnarchen gehört zu den Schlafstörungen. Häufig sind Atemprobleme die Ursache für Schnarchen; sie können sogar einen lebensgefährlichen Atemstillstand verursachen.

Schlafstörungen sind auf dem Vormarsch. Etwa ein Drittel unserer Bevölkerung leidet an Einschlaf- oder Durchschlafstörungen.

Die innere Uhr bestimmt, wo es langgeht

Oftmals sind die Ursachen für Schlafstörungen ziemlich vordergründig: Aufregungen, Prüfungs- und Versagensängste, Ärger und belastende Konflikte, aber auch Lärm, zu hohe Temperaturen im Schlafzimmer und ein unbequemes Bett rauben uns die kostbarsten Stunden der Ruhe und Entspannung. Auch scheinen viele von uns immer noch nicht zu wissen, daß eine zu üppige Mahlzeit am späten Abend uns das Einschlafen erschwert.

Unabhängig davon: Wir alle richten uns nach unserer inneren Uhr, die ganz individuell tickt. Zu den unterschiedlichen Tageszeiten sind wir mehr oder weniger aktiv. Während die einen den Morgen kraftvoll beginnen, sind andere regelrechte Morgenmuffel. Auch die Begriffe »Tagmensch« und »Nachtmensch« verweisen auf Unterschiede im Biorhythmus eines jeden Menschen: Manche kommen erst am Abend so richtig auf Hochtouren, andere sind nur tagsüber im Vollbesitz ihrer geistigen und körperlichen Kräfte. Grundsätzlich gilt jedoch: Unser Biorhythmus ist letztlich eng mit dem Wechsel von Tag und Nacht verbunden.

Manchen reicht es völlig, wenn sie nur sechs Stunden schlafen, andere benötigen mindestens acht Stunden, um sich am nächsten Morgen fit zu fühlen. Grundsätzlich gilt: Wer dauerhaft weniger als fünf Stunden schläft, ruiniert seine Gesundheit.

Schlaf und Stoffwechsel

Durch biochemische Tests in Verbindung mit Messungen der Gehirnströme und Analysen der Augen- und Lidbewegungen haben die Schlafforscher inzwischen herausgefunden, daß der Schlaf weniger mit unseren Gedanken zu tun hat, die irgendwann kurz vor Mitternacht einfach aufhören und morgens plötzlich wieder einsetzen. Vielmehr ist der Schlaf ein stark physiologischer Prozeß, der durch einen speziellen Schlafstoffwechsel im Gehirn gesteuert und von bestimmten Nervenbotenstoffen beeinflußt wird – und natürlich von dem, was wir essen und trinken.

Alkohol in Maßen am Abend darf sein. Doch zuviel Alkohol schadet Ihrem Schlaf.

Wie Nährstoffe unseren Schlaf beeinflussen

Daß der Mineralstoff Magnesium als Anti-Streß-Faktor eine beruhigende Wirkung auf den Organismus besitzt (siehe Seite 103), haben sich schon unsere Großmütter zunutze gemacht, wenn sie Kindern mit Einschlafschwierigkeiten ein Glas warme Milch mit

Kohlenhydrate sind das A und O für einen gesunden Tiefschlaf. Sie fördern die Produktion körpereigener Schlafmittel, beispielsweise von Melatonin.

Honig oder aufgelösten Haferflocken verabreichen. Milch als guter Magnesium- und Kalziumlieferant und Honig bzw. Haferflocken als gute Kohlenhydratquellen fördern, wie man inzwischen weiß, die Fähigkeit einzuschlafen: Während die Mineralstoffe wohltuend und entspannend wirken, aktivieren die Kohlenhydrate im Verbund mit bestimmten Eiweißbausteinen, die ebenfalls in der Milch enthalten sind, auf faszinierende Weise indirekt das Schlafzentrum im Gehirn.

Schlafmittel müssen nicht sein

Wer also seinem Stoffwechsel verstärkt Kohlenhydrate zuführt, der begünstigt die Produktion von körpereigenen Schlafmitteln – beispielsweise die Produktion des Hormons Melatonin – und braucht keine künstlich hergestellten Präparate aus der Apotheke. Von Schlafmitteln ist ohnehin gänzlich abzuraten: Sie befreien uns zwar von den Symptomen, die Ursache der Schlafstörungen beseitigen sie jedoch nicht. Auf die Dauer können sie die Schlafqualität sogar entscheidend verschlechtern und zur Abhängigkeit führen. Nur bei gravierenden Schlafstörungen sollte man unter ärztlicher Kontrolle zu solchen Mitteln greifen.

Die Zirbeldrüse (auf nebenstehender Abbildung hervorgehoben) im Gehirn ist der Produktionsort von Melatonin, einem Hormon, das nicht nur den Schlaf fördern soll, sondern möglicherweise der Krebsprophylaxe dient.

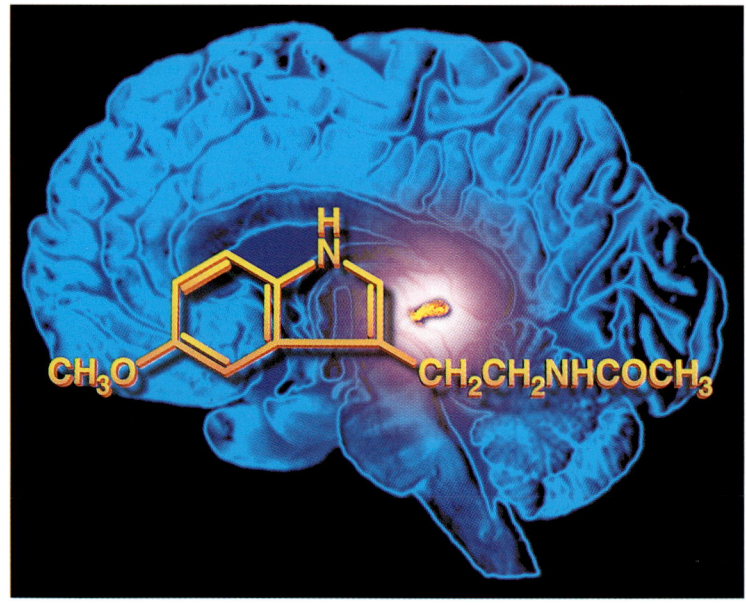

Melatonin – das Schlafhormon

Auch Frauen, die die Pille nehmen, können unter Schlaflosigkeit leiden. Bei ihnen läuft der Tryptophanabbau durch den Einfluß der Hormone schneller ab. Tryptophan ist eine Aminosäure, aus der der Körper Vitamin B3 herstellen kann. Außerdem bildet sich aus Tryptophan Serotonin, aus dem wiederum das für den Schlaf äußerst wichtige Hormon Melatonin hergestellt wird. All das geschieht in der Zirbeldrüse im Gehirn. Menschen, denen es an Serotonin fehlt, neigen zu Schlafstörungen, chronischen Schmerzen (z. B. Migräne) und Depressionen. Grundsätzlich gilt: Je höher die Tryptophankonzentration im Gehirn, desto mehr Serotonin und Melatonin können hergestellt werden – und desto gesünder ist auch der Schlaf.

> Nach neuesten wissenschaftlichen Erkenntnissen ist Melatonin nicht nur für unseren Schlaf wichtig, sondern möglicherweise auch ein wirksamer Krebsschutz!

Das können Sie tun, um Schlafstörungen zu vermeiden

- Grundsätzlich gilt: Wer zu später Stunde ein opulentes Gericht verzehrt, der stört seinen ruhigen Schlaf.
- Leichte, kohlenhydratreiche sowie magnesium- und kalziumhaltige Kost (Vollkornprodukte, Milch, Käse, Gemüse) wirkt sich ab der zweiten Tageshälfte positiv auf die Nachtruhe aus.
- Achten Sie auf die ausreichende Versorgung mit Vitaminen aus der B-Gruppe; außerdem sollten auf dem Speiseplan verstärkt tryptophanhaltige Nahrungsmittel (z. B. Sojabohnen, Linsen und Milch) und serotoninreiche Kost wie Bananen, Tomaten und Walnüsse stehen.
- Schließlich ist es ratsam, den Kaffeekonsum stark einzuschränken: Kaffee am Nachmittag ist für Menschen mit Schlafstörungen tabu!

> Avocados, Erbsen, Linsen, Shiitakepilze und Zwiebeln fördern die Einschlaffähigkeit. Nehmen Sie sich nach dem Abendessen Zeit für einen kleinen Spaziergang. Das fördert nicht nur den Schlaf, sondern zusätzlich auch die Verdauung!

Wieviel Schlaf braucht der Mensch?

Je nach Alter und Entwicklung benötigen wir unterschiedlich viel Schlaf: Während ein Säugling für seine Entwicklung auf mindestens 16 Stunden Schlaf angewiesen ist, kommen ältere Menschen bereits mit rund fünf Stunden Schlaf aus. Erwachsene brauchen etwa acht Stunden Nachtruhe.

So gelangen Sie zu Fitneß und positivem Körpergefühl

Liebe macht das Leben lebenswerter

Letztlich ist die Lust auf Liebe reine Biochemie. Der hormonelle Signalreiz aus dem Gehirn an die Geschlechtsorgane muß stimmen!

Keine Frage – ohne Liebe und Sexualität wäre das Leben langweilig. Einerseits hat dies einen biologischen Hintergrund: Sexualität ist für den Fortbestand der Menschheit unerläßlich. Andererseits spielen ganz unterschiedliche Aspekte mit herein – nicht zuletzt der psychische: Sexualität in Verbindung mit Zärtlichkeit, Zuneigung, Liebe ... Dementsprechend waren und sind psychologische und biologische Gesichtspunkte nach wie vor äußerst beliebte Gegenstände von schlauen Büchern, wortreichen Vorträgen und gut besuchten Wochenendseminaren.

Um zu klären, welche Rolle die einzelnen Nährstoffe in unserem Liebesleben spielen, muß man sich freilich vor allem mit den biologischen Zusammenhängen beschäftigen: Nicht nur die hormonellen Regulationsmechanismen, sondern auch so verhältnismäßig einfach erscheinende Körperfunktionen wie die Regelung des Temperaturhaushalts sind hierbei von besonderer Bedeutung.

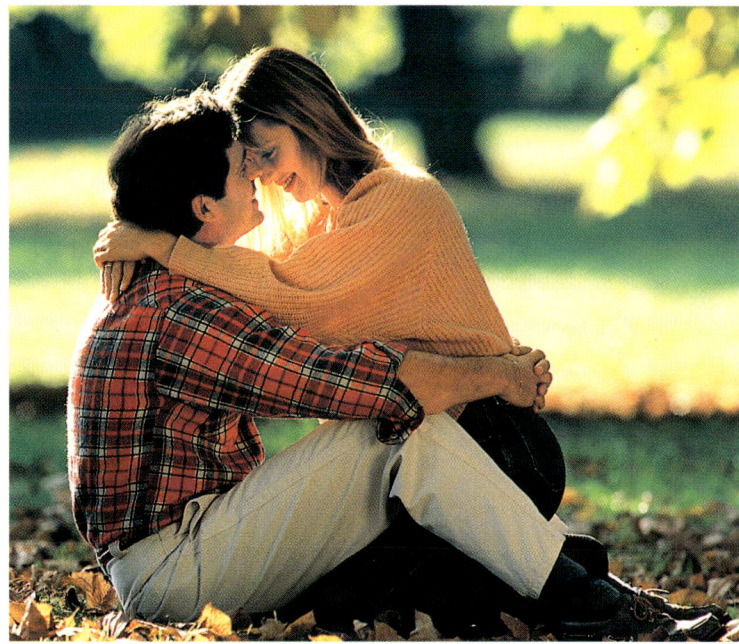

Bei manchen funkt's sofort – andere können wir überhaupt nicht riechen. Bei der Verliebtheit spielen biochemische Reaktionen eine bedeutende Rolle.

Begierde entsteht im Gehirn

Der Hypothalamus ist die hormonelle Schaltzentrale im Zwischenhirn. Hier ist in hohen Konzentrationen das Neuropeptid VIP (Vasoactive Intestinal Polypeptide) eingelagert, das die Blutgefäße erweitert: Dadurch kann innerhalb von Sekunden sehr viel Blut in den Schwellkörper des Penis oder in die Pudendalarterien der Klitoris einschießen. VIP wirkt eng mit den Hormonen Sekretin, das die Zelldrüsen stimuliert, Glukagon, das den Blutzucker erhöht, und mit dem Corticotropin-Releasing Factor, der hellwach macht, zusammen.

VIP kann sich, ohne auf fremde Hilfe angewiesen zu sein, über die Nervenbahnen bewegen. Dies hat den Vorteil, daß bei einer sexuellen Stimulanz der Reiz von den Gehirn-VIP-Peptiden innerhalb kürzester Zeit zu den Peptiden in die Geschlechtsteile gelangt. Dort werden sofort die Schleusen der Blutgefäße geöffnet – die Voraussetzung für sexuelles Begehren und Orgasmus.

> Die Aminosäurenverbindung VIP – sie besteht aus 28 Aminosäuren – ist der Auslöser für sexuelles Begehren.

Die Förderer der Lust – Testosteron und Östrogen

Auch das Männlichkeitshormon Testosteron, das bei Männern u. a. für die Bildung der Spermien zuständig ist, und das Weiblichkeitshormon Östrogen, das für die Funktion der weiblichen Eierstöcke wichtig ist, werden letztlich vom Gehirn gesteuert. Testosteron und Östrogen sind, neben einer Reihe von anderen Funktionen, die sie im Körper ausüben, die Lustmacher in unserem Organismus.

Stoffwechsel und die Sexualität

Damit die komplizierten hormonellen Steuerungs- und Stoffwechselvorgänge, die für unser intaktes Liebesleben so wichtig sind, rund um die Uhr reibungslos funktionieren können, ist unser Körper in ganz besonderem Maße auf die Hilfe von außen, also auf die richtige Nährstoffzufuhr, angewiesen. So gelten die Vitamine E und C geradezu als Fruchtbarkeitsstoffe. Vor allem Vitamin-E-Mangel kann ebenso für die Schwangerschaft wie für die männliche Zeugungskraft abträglich sein.

> Das Spurenelement Zink begünstigt die Produktion des Hormons Testosteron. Mangan ist an der Enzymproduktion beteiligt, Selen schützt die Drüsen.

Vitamin C schützt offensichtlich vor Erbgutschäden durch freie Radikale. Ebenso haben sich Vitamin B6 und das Spurenelement Zink in der Sexualforschung einen Namen als »Lustfaktoren« gemacht. Während Vitamin B6 wahrscheinlich an der Herstellung von Östrogen und Testosteron beteiligt ist, bewirkt Zinkmangel eine Unterfunktion der Keimdrüsen, die wiederum fatale Auswirkungen auf den Sexualhormonhaushalt hat.

Mit Nährstoffen die Lust steigern

Außer Zucker, Stärke und Speisefett sind eigentlich alle Lebensmittel Vitamin-B6-Lieferanten.

Wer viel Fisch, Krabben, Muscheln und vor allem Austern ißt, der dürfte keinen Zinkmangel haben. Ansonsten ist es wichtig, darauf zu achten, daß die Vitamin-E-, Vitamin-C- und Vitamin-B6-Versorgung stimmen! Vitamin E steckt in hochwertigen kaltgepreßten Pflanzenölen und in Nüssen, Vitamin C in fast allen Obst- und Gemüsesorten. Vollkornprodukte und mageres Fleisch sind gute Vitamin-B6-Lieferanten.

Die typischen Lustkiller

Der typische Lustkiller ist und bleibt Alkohol. Zwar kann ein bißchen Alkohol stimulierend sein, zumal er durchaus zu einer entspannten Atmosphäre beitragen kann. Doch zuviel Alkohol verengt die Blutgefäße und schränkt so die Orgasmusfähigkeit erheblich ein. Auch Übergewicht ist nicht gerade förderlich für ein aktives Liebesleben. Durch zuviel Gewicht werden die Stoffwechselprozesse langsamer, und die Lustträger! Sportliche Aktivitäten halten dagegen alle Organsysteme in Schwung und wirken anregend auf die Libido.

Einerseits fördert Östrogen die Möglichkeit einer Befruchtung, andererseits bewirkt es in Form der Antibabypille genau das Gegenteil.

Die Antibabypille ist ein Vitaminkiller

Frauen, die mit der Pille verhüten, haben einen wesentlich höheren Vitaminbedarf. Vor allem der hohe Östrogengehalt vieler Pillen führt leicht zu einem Mangel an den Vitaminen C, E, B6 und B12. Zudem verursacht zuviel Östrogen Serotoninmangel, was zu Schlafstörungen (siehe auch Seite 117) führen kann.

Topfit durch Obst und Gemüse

Weil sich Vitamine, Mineralstoffe und Spurenelemente durchweg in Pflanzen bilden, ist es – wie die einzelnen Kapitel dieses Buches immer wieder deutlich machten – bei der Zusammenstellung des täglichen Speiseplans ein absolutes Muß, Vollkornprodukte, Obst und Gemüse zu berücksichtigen. Einzige Ausnahmen: die tierischen Produkte Milch und Eier, die ebenfalls regelmäßig gegessen bzw. getrunken werden sollten.

Man muß nicht gleich Vegetarier werden, aber es ist für den menschlichen Organismus völlig ausreichend, den Fleischkonsum auf ungefähr zweimal die Woche zu beschränken. Wer sich überwiegend nährstoffreich ernährt, der wird auf jeden Fall bessere Blutwerte vorweisen können. Er wird sich fit und vital fühlen und möglicherweise auch mit seinem Aussehen zufriedener sein als andere, die durch eine falsche Ernährungsweise mit einer ungesund aussehenden Haut und Übergewicht zu kämpfen haben. Überhaupt wird er sich insgesamt gesünder und belastbarer fühlen, was gerade in der heutigen Zeit, in der Hektik und Streß unseren Alltag bestimmen, besonders wichtig ist.

Eine Rohkostplatte mit Dips und Saucen ist nicht nur ein hervorragender Vitaminlieferant, sondern Sie sparen auch viel Zeit, weil Sie nicht kochen müssen!

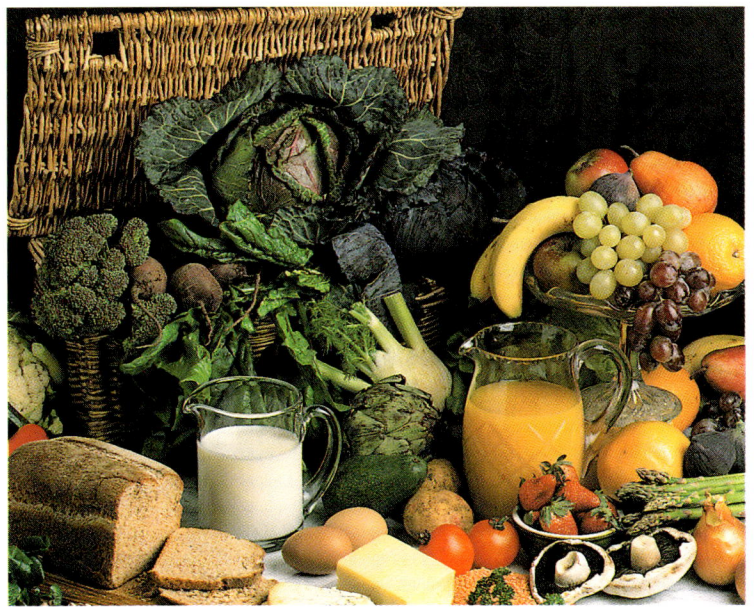

»Von allem etwas« lautet die Devise, die uns gesund macht. Es lohnt sich, die vielfältige Obst- und Gemüsewelt zu entdecken und für sich und damit für seinen Körper und seine Seele nutzbar zu machen!

Praktische Tips von A bis Z

▌Aufbewahrung – so machen Sie es richtig

Vitamine schätzen niedrige Temperaturen und Dunkelheit. Lagern Sie Ihre frischen Einkäufe deshalb immer im Gemüsefach des Kühlschranks oder im dunklen, kühlen Keller.

▌Blitzdiäten – sie sind schädlich

Finger weg von Schlankheitskuren! Eine Reduzierung der Kalorien heißt immer auch eine Reduzierung der Nährstoffe. Dabei kommt es auf eine regelmäßige vielseitige Ernährung an: Wenn Sie viel Obst und Gemüse, ausschließlich mageres Fleisch und regelmäßig Vollkornprodukte essen, wenn Sie konsequent versteckte Fette, etwa in Wurst, Käse und Nüssen, meiden, dann nehmen Sie ganz automatisch ab, ohne sich zu quälen.

▌Chemiefreies Gemüse gibt es nicht mehr

Traurig, aber wahr: Völlig unbearbeitete Lebensmittel gibt es auf der ganzen Welt nicht mehr. Selbst sogenannte Bioprodukte enthalten chemische Stoffe. Was Sie aber wirklich vermeiden sollten, sind zusätzliche Giftstoffe, beispielsweise in grünen Tomaten und Kartoffeln (vor allem in den »Augen« der Kartoffel sitzen die Giftstoffe), in rohen Bohnen und Holunderbeeren, in bitteren Mandeln und in jeder Art von Schimmel – wobei einige Käsesorten davon natürlich ausgenommen sind!

▌Eisen und Vitamin C sind zusammen unschlagbar

Vitamin-C-haltige Getränke vor dem Essen verbessern die Eisenverwertung im Körper grundsätzlich. Auch vitaminreiches Obst zur eisenhaltigen Hauptspeise begünstigt die Resorption von Eisen im Darm. Dagegen verhindern Gerbstoffe in schwarzem Tee und Kaffee, Weizenkleie, Soja und Rotwein die Eisenaufnahme. Eisen tierischer Herkunft (in Fleisch, Leber) gelangt besser ins Blut als pflanzliches Eisen.

▌Fett macht fett – muß aber manchmal sein

Vor allem Lebensmittel mit einem hohen Anteil an den fettlöslichen Vitaminen A, D, E und K sollten immer mit etwas Fett (z. B. Sonnenblumen-, Oliven- oder Sojaöl) zubereitet werden, damit der Körper diese wichtigen Vitamine überhaupt verwerten kann.

▌Garverfahren – je kürzer, desto besser

Wählen Sie grundsätzlich schonende Garverfahren. Dämpfen Sie das Gemüse, bis es bißfest ist, denn je länger Gemüse gekocht wird, desto geringer ist der Nährstoffgehalt. Am besten ist es, Sie dünsten Gemüse in wenig Flüssigkeit. Die entstandene Garflüssigkeit sollten Sie niemals wegschütten, weil sie besonders vitaminhaltig ist. Entweder Sie servieren sie gleich mit, oder Sie nehmen sie als Grundlage für Saucen und Suppen.

Lagerung – Gemüse ist bisweilen sehr wählerisch

Auch nach der Ernte läuft bei frischem Gemüse und Früchten der Stoffwechsel noch weiter. Werden sie gemeinsam gelagert, dann können sie sich gegenseitig negativ beeinflussen. Darum: Tomaten nie neben Gurken, Paprika nicht neben Grünkohl, Äpfel nie zusammen mit Kartoffeln aufbewahren! Karotten werden bitter, und auch Kopfsalat, Dill und Petersilie mögen es nicht gern, wenn Äpfel, Tomaten und Paprika in ihrer Nähe gelagert werden.

Mineralwasser – eine sprudelnde Gesundheitsquelle

Es ist inzwischen wissenschaftlich erwiesen, daß Menschen, die in Gegenden mit sehr mineralreichem, »hartem« Leitungswasser leben, weit weniger Herzinfarkte bekommen als jene, die mit »weichem« Wasser versorgt sind. Wer täglich ausreichend »gutes«, mineralstoffreiches Sprudelwasser trinkt (mindestens vier Gläser am Tag), deckt nicht nur seinen Magnesiumbedarf, sondern führt dem Körper auch andere lebenswichtige Mineralstoffe wie Kalzium und Kalium zu.

Raffinieren – der Tod aller Nährstoffe

Raffinieren, das ist ein anderes Wort für industrielle Verarbeitung, bei der nahezu alle wichtigen Vitamine und Mineralien verlorengehen: beim Blanchieren von Gemüse für Konserven, beim Mahlen von Getreide zu Weißmehl, beim Schälen und Polieren von Reis, bei der Stärke- und Zuckerverarbeitung oder beim Raffinieren von Fetten und Ölen. Grund genug, möglichst um alle raffinierten Lebensmittel einen großen Bogen zu machen, denn nur naturbelassene Nahrung versorgt uns mit genügend Nährstoffen.

Salzverbrauch – es geht auch (fast) ohne

In Regel liegt unser Natrium- bzw. Salzkonsum zu hoch, zumal die meisten Fertigprodukte meist »heimliches« Salz enthalten. Viele Wissenschaftler sehen darin eine Ursache für den weitverbreiteten Bluthochdruck. Dabei brauchen fast alle Gemüse- sowie die meisten Fleischsorten eigentlich nur sehr wenig Salz, da sie erstklassige Mineralienlieferanten sind. Versuchen Sie, Ihren Salzverbrauch zu verringern, und Sie werden schnell feststellen, daß Ihnen das Essen auch ohne sehr gut schmeckt!

Süßigkeiten sind nicht immer verkehrt

Backobst, zuckerfreie Müsliriegel und Nüsse sind gute Alternativen zu Bonbons und Schokolade. Doch Vorsicht: Da sie viele Kalorien enthalten, sollte man die Naschereien immer mit Bedacht essen! Studentenfutter ist eine fabelhafte Knochen-, Gehirn- und Fitneßnahrung für Schulkinder und für Schwangere.

Tiefkühlkost – eine nährstoffreiche Alternative

Frischgeerntetes Gemüse bzw. Obst besitzt den höchsten Gehalt an Vitaminen, Mineralstoffen und Spurenelementen. Doch haben besonders Menschen, die in der Großstadt leben, viel zu selten die Gelegenheit, erntefrische Lebensmittel zu kaufen und zu verzehren. So enthält beispielsweise Supermarktgemüse – je nach Lagerzeit – häufig nur noch die Hälfte der ursprünglich vorhandenen Nährstoffe: Die Abbauprozesse und damit der Nährstoffverlust während der Lagerung sind beträchtlich! Lebensmittel aus der Tiefkühltruhe haben dagegen den Vorteil, daß sie in der Regel bereits kurz nach der Ernte eingefroren werden, wobei auch das Gefrierverfahren den wertvollen Nährstoffen nichts anhaben kann. Neben wirklich erntefrischem Obst und Gemüse stehen deshalb tiefgekühlte Produkte ernährungsphysiologisch an erster Stelle.

Topfdeckel – es geht nicht ohne sie

Wenn Sie Gemüse im Kochtopf garen, dann sollten Sie dies nie bei offenem Topf, sondern immer mit Topfdeckel tun! Grundsätzlich gilt: Mit dem Wasserdampf entweichen die Vitamine, egal, ob Sie mit großer oder kleiner Hitze kochen. Selbst bei schlecht sitzenden Topfdeckeln lösen sich die Vitamine buchstäblich in Dampf auf.

Treibhausgemüse – nicht immer eine gute Alternative

Damit Sie möglichst viele Vitamine erhalten, richten Sie sich bei der Wahl von Obst und Gemüse am besten immer nach der jeweiligen Jahreszeit. Grundsätzlich gilt: Treibhausgemüse enthält weniger Nährstoffe und wesentlich mehr krebserregende Nitrate als Freilandgemüse! Um uns das ganze Jahr über rundum gesund zu ernähren, sollten wir also die Gesetze der Natur beherzigen und nur die Gemüse- und Früchtesorten kaufen, die in der jeweiligen Saison Hochkonjunktur haben.

Vegetarier – leben sie gesünder?

Im Prinzip schon, denn abgesehen davon, daß Vegetarier nur selten übergewichtig sind, sind z. B. ihre Harnsäure- und Cholesterinwerte in der Regel weitaus besser als die von Fleischessern. Auch die Gefahr, einen Herzinfarkt oder Schlaganfall zu bekommen, ist bei Vegetariern wesentlich geringer. Lediglich strenge Vegetarier, die auf Eier und Milch verzichten, können unter Kalzium- oder Eiweißmangel leiden. Dennoch ist es nicht unbedingt angebracht, in Zukunft völlig auf Fleisch zu verzichten. Auch Menschen, die ihren Fleischverzehr auf ein- bis zweimal pro Woche beschränken, können ähnlich gute Werte vorweisen wie Vegetarier.

Vitamin A – weniger ist mehr

Wenn Sie täglich mindestens das Fünffache der empfohlenen Tageszufuhr von Vitamin A (0,8 bis 1,0 Milligramm) einnehmen, können Vergiftungserscheinungen auftreten: Trockene Haut und trockene Schleimhäute, Juckreiz, Lebervergrößerung, Übelkeit, Kopfschmerzen und Nasenbluten sind die typischen Anzeichen für eine A-Hypervitaminose. Nur der Arzt kann entscheiden, ob Sie zusätzlich auf hochdosierte Vitamin-A-Präparate zurückgreifen müssen. Dagegen kann der Verzehr von Vitamin-A-reichen Lebensmitteln so gut wie nie zu einem Überschuß an Vitamin A führen.

Vitamin C – ein Zuviel gibt es nicht

Anders als Vitamin A schaden selbst Megadosen Vitamin C dem Körper in keinster Weise. Im Gegenteil: Manche Wissenschaftler, allen voran der Nobelpreisträger Linus Pauling, halten große Mengen von Vitamin C (bis zu 10 000 Milligramm täglich!) für einen wirksamen Schutz vor vielerlei Krankheiten. Fest steht, daß Vitamin C auch in größeren Mengen nicht schaden kann: Der Körper scheidet das Vitamin C, das er nicht verbraucht hat, einfach wieder aus. Das gilt auch für die zusätzliche Einnahme von Vitamin-C-Präparaten, egal, ob sie in Form von Tabletten oder Pulver zugeführt werden.

Wasseraufbereitungsanlagen – ja oder nein?

Lange wurden sie empfohlen, doch häufen sich die kritischen Stimmen, wonach Wasseraufbereitungsanlagen oder Entkalkungsmethoden in Gebieten mit »hartem« Trinkwasser eher schädlich als nützlich sind. Einerseits sorgen private Entkalkungsanlagen auf Dauer für eine viel zu große Phosphat- und Natriumchloridbelastung der Abwässer. Andererseits filtrieren Wasseraufbereitungsanlagen Kalzium und Magnesium aus dem Wasser – also gerade die Mineralstoffe, die unser Körper so dringend benötigt. Die Verwendung von Mineralwasser mit guten Werten kann diese Anlagen ersetzen.

Zubereitung – so machen Sie es richtig

Waschen Sie Obst und Gemüse, bevor Sie es zerkleinert haben, und zwar möglichst unter fließendem kalten Wasser. Schälen und zerkleinern Sie Obst und Gemüse nur, wenn es unbedingt sein muß. Unter der Schale sitzen die meisten Nährstoffe: Wenn Sie beispielsweise die Schale von Kartoffeln erst nach dem Kochen entfernen, haben Sie über 80 Prozent der Vitamine, die in Kartoffeln enthalten sind, gerettet. Auch Licht, Luft und Hitze greifen Nährstoffe an. Deshalb sollten Sie das Gemüse immer erst kurz vor der Zubereitung aus dem Kühlschrank nehmen.

Für die Lagerung von Obst und Gemüse gilt generell: Lagern Sie die Produkte kühl, trocken und im Schatten, um die Vitamine zu erhalten (siehe auch »Lagerung«, Seite 123).

Zucker – besser als sein schlechter Ruf

Lange Zeit galt reiner Zucker als Vitaminkiller. Inzwischen weiß man, daß lediglich eine total einseitige Ernährung mit Zucker sich wirklich negativ auf die Nährstoffbilanz des Körpers auswirkt. Allerdings sollte man beachten, daß Zucker und Stärke im Stoffwechsel nur dann verwertet werden können, wenn genügend B-Vitamine zur Verfügung stehen. Um aus Zucker Energie zu gewinnen, braucht der Körper vor allem Vitamin B1. Wenn Sie also auf Süßigkeiten nicht verzichten möchten, sollten Sie während der Hauptmahlzeiten genügend Vitamin B1 zu sich nehmen.

Über dieses Buch

Impressum
© 1997 W. Ludwig Buchverlag in der Südwest Verlag GmbH & Co. KG, München

Projektleitung und Redaktion:
Dr. Elfi Ledig
Medizinische Fachberatung:
Dr. med. Christiane Lentz
Redaktionsleitung:
Josef K. Pöllath
Bildredaktion: Bettina Huber
Produktion: Manfred Metzger
Umschlaggestaltung (unter Verwendung eines Fotos [Einklinker] von Archiv Kraxenberger, München, und eines Fotos [Fond] von Bavaria/Panoramic Images, Gauting): Heinz Kraxenberger, München
Layout:
Manuela Hutschenreiter
Satz/DTP: Wolfgang Lehner
Druck und Bindung:
Westermann Druck Zwickau GmbH, Zwickau

Das Werk einschließlich aller seiner Teile ist urheberrechtlich geschützt. Jede Verwendung außerhalb der Grenzen des Urheberrechtsgesetzes ist ohne Zustimmung des Verlages unzulässig und strafbar. Das gilt insbesondere für Vervielfältigungen, Übersetzungen, Mikroverfilmungen und die Verarbeitung in elektronischen Systemen.

Printed in Germany

ISBN 3-7787-3588-8

Über die Autorinnen
Dr. Nicole Schaenzler studierte Germanistik und Psychologie. Sie ist Chefredakteurin einer Zeitschrift im Food-Bereich und arbeitet als Journalistin und Fachautorin. Dabei gilt ihr besonderes Interesse der Ernährung, der Krankheitsvorbeugung, der Psychosomatik und alternativen Therapien.

Dr. med. Dietlinde Burkhardt ist Ärztin und arbeitet seit mehreren Jahren als freie Autorin und Medizinjournalistin. Während ihrer mehrjährigen Tätigkeit als Ärztin in einer Universitätsklinik und in einer Praxis hat sie sich praktische Erfahrung insbesondere in den Fachgebieten Dermatologie (Hautkrankheiten) und Allergologie angeeignet.

Hinweis
Das vorliegende Buch ist sorgfältig erarbeitet worden. Dennoch erfolgen alle Angaben ohne Gewähr. Weder Autorinnen noch Verlag können für eventuelle Nachteile oder Schäden, die aus den im Buch gemachten praktischen Hinweisen resultieren, eine Haftung übernehmen.

Umwelthinweis
Dieses Buch und der Einband wurden auf chlorfrei gebleichtem Papier gedruckt.

Literatur
Benner, K.U. (Hrsg.): Gesundheit und Medizin heute. Midena Verlag. Küttingen/Aarau 1994
Cernaj, Dr. Ingeborg: Fit und gesund durch ein starkes Immunsystem. Südwest Verlag. München 1995
Das große Buch der Vitamine. Fit For Fun Verlag. Hamburg 1995
Mühleib, Friedhelm: Fit, schön und gesund – Vitamine. Gräfe und Unzer Verlag. München 1993
Münzing-Ruef, Ingeborg: Kursbuch gesunde Ernährung. Zabert Sandmann Verlag. München 1995
Oberbeil, Klaus: Fit durch Mineralien und Spurenelemente. Südwest Verlag. München 1995
Oberbeil, Klaus: Fit durch Vitamine. Südwest Verlag. München 1993
Oberbeil, Klaus: Neugeboren durch Biostoffe. Südwest Verlag. München 1994
Rauch-Petz, Dr. Gisela: Heilende Biostoffe aus dem Gemüsekorb. Südwest Verlag. München 1995

Bildnachweis
Diagentur Elke Stolt, Ahrensburg: 59 (Visuals), 74 (Matthias Stolt); Fit for Fun, Hamburg: 21 (Susan Spann); IFA, Taufkirchen: 69 (Int. Stock), 88 (P. Sinclair), 114 (IPP); Ulrich Kerth, München: 22, 30, 78, 97, 104, 106; Mauritius, Mittenwald: 5 (Poehlmann); Alfred Pasieka, Hilden: 11, 17, 24, 38, 52, 102, 116; Hans Seidenabel, München: 64; Tony Stone, München: 6 (Michael Busselle), 13 (Shaun Egan), 33 (Ken Fisher), 45 (Christel Rosenfeld), 48 (Andre Perlstein), 82 (Leland Bobbe), 92 (David Henstock), 99 (Robert Gardner), 109 (Dietrich Rose), 118 (Peter Correz), 121 (Rosemary Weller); The Image Bank, Hamburg: 56 (Brigitte Lambert)

Register

Adipozyten (Fettzellen) 51
Adrenalin 25, 52, 103
Alkohol 32, 96, 103, 108, 115, 120
Altersdiät 33f.
Alterserscheinungen 31
Altersflecken 35, 58
Alterungsprozeß des Körpers 4, 30ff.
Aluminium 28, 43
Anämie, perniziöse 98
Antibabypille 117, 120
Antibiotika 77, 83
Antimon 29
Antioxidantien 14f., 36f., 100
Arsen 27
Arteriosklerose 13f., 46f., 103
Arthritis 14
Askorbinsäure → Vitamin C
Aufbewahrung von Obst und Gemüse 122
Augen 67ff.

Barium 29
Beryllium 28
Beta-Karotin 8, 12, 15, 34, 36f., 59, 68, 100
Bierhefe 104
Bioflavonoide 37
Biorhythmus 115
Biostoffe 7
Biotin 17, 65
Blei 28, 86
Bluthochdruck 103, 111f.
Blutzuckerspiegel 90
Bor 27, 39

Chlor 25f., 111
Cholesterin 16, 47, 63
Chrom 22, 27, 109

Darmgrippe 83
Denaturierung 109
DGE (Deutsche Gesellschaft für Ernährung) 9, 19, 51, 77, 99
Diät 11, 122
DNS (Desoxyribonukleinsäure) 31, 35f.

Dünndarmerkrankungen (Ileitis) 98

Eier 63
Eisen 19, 22, 26f., 33, 77, 84f., 122
Eiweiß 63, 96, 108
Ekzeme 65
Enzyme 17, 35f., 67
Erkältungskrankheiten 19, 79ff.
Ernährung 5, 31f., 55

Fett 51
Fingernägel 64f.
Fluor 27
Fluoride 39, 70f.
Flüssigkeitszufuhr 33, 111
Folsäure 17, 65
Freie Radikale 4, 14ff., 19, 31, 35, 47, 53, 58, 86
Fruchtsäfte 33, 43, 50

Garverfahren 122
Gemüse 39, 52, 54
Germanium 29
Gicht 77
Glukagon 52
Glukose 63, 90, 93f.
Glutathionperoxidase (GP-Molekül) 86
Grauer Star 14
Grünkohl 42, 44

Haare 62f.
Hämoglobin 84
Haut 47, 56ff.
Hauterkrankungen 14
Hautsünden 61
Hefe 95
Herz-Kreislauf-Erkrankungen 15, 44, 75
Herzinfarkt 12f., 46, 87
Hungerkuren 49

Idealgewicht 49
Immunsystem 4f., 13f., 19, 31, 36, 74ff.
Influenza 83

Insulin 90, 109
Intrinsic factor 99

Jod 27, 53f.

Kadmium 28, 86
Kalium 25f., 102, 111, 113
Kalorienbedarf 51
Kalzium 23ff., 32, 38ff., 47, 72, 100ff., 105
Kalziumlieferanten 42
Karies 71
Karnitin 54
Karotene 8
Kartoffeln 54
Käse 42, 59, 95
Keratin 62
Kneippsche Wasseranwendungen 81
Knochenbrüchigkeit 40
Knochensubstanz 38
Kobalamin → Vitamin B12
Kobalt 27, 29
Kohlenhydrate 52, 100, 107
Konservierungsstoffe 105
Kräutertee 33, 50
Krebs 4f., 13ff., 46f., 75, 87
Kupfer 22, 27, 39, 63

Laetril 20
Lagerung von Gemüse 123
Lederhaut (Corium) 57
Lithium 27
Lustkiller 120

Magenschleimhautentzündung (Gastritis) 98f.
Magnesium 23, 25f., 32, 43, 70, 100ff., 108, 115f.
Mangan 27, 39, 94
Melasse 93
Melatonin 116f.
Methionin 62
Milch 39, 42, 95, 115f.
Mineralstoffbilanz 23f.
Mineralstoffe 4f., 7, 22ff.
Mineralwasser 33, 43, 50, 57, 104, 111, 123

Register

Mitochondrien 51, 54
Molybdän 27
Müdigkeit 108
Mundhygiene 73

Nachtblindheit 23, 68
Natrium 25f., 102, 111ff.
Naturreis 5, 52, 54, 93, 107
Nerven 88f.
Nervensystem 89ff.
Nervosität 39, 91
Neurotransmitter 67
Niazin 17, 65
Nickel 27
Nitrosamine 19
Noradrenalin 25, 52, 103

Oberhaut (Epidermis) 57
Opsin 68
Orange 9
Orangenhaut → Zellulitis
Osmose 111
Osteoporose 38, 40f.
Östrogen 41, 119f.

Pantothensäure 17, 65f.
Parkinsonsche Krankheit 14
Parodontose 73
Pauling, Linus 9, 21, 77f.
Pflanzenöl 37, 47
Phosphor 23, 25f., 38, 43, 70ff., 101, 105
Provitamin A → Beta-Karotin
Pseudokrupp 75
Pseudovitamine 20
Psyche 88ff.

Quecksilber 28, 86

Raffinieren 123
Rauchen 4, 14, 32, 96
Reisekrankheit 97
Rekonvaleszenz 10
Rheuma 46f., 87
Rhodopsin 68
Riboflavin → Vitamin B2
Risikogruppen 9f.
Rohkost 104, 110, 121
Rubidium 29
Rückenmark 89

Salzverbrauch 123
Sauna 81
Schilddrüse 54
Schlafmittel 116
Schlafstörungen 114f.
Schleimhäute 79f.
Schleimhautentzündungen 83
Schwefel 25f., 62f.
Schwermetalle 14, 28
Selen 27, 36f., 68, 86f., 100
Serotonin 117
Sexualität 118ff.
Silizium 27, 39
Skorbut 19
Speichel 72
Spinat 65, 85
Sport 11, 106ff.
Spurenelemente 4, 22, 27ff.
Stoffwechsel 7
Streß 4, 11, 19, 32, 51, 62, 100, 101, 108
Streßhormone 52
Strontium 90 28
Strontium, körpereigenes 28

Tellur 29
Testosteron 119f.
Thiamin → Vitamin B1
Thiaminase 94
Thyroxin 51ff.
Tiefkühlkost 123f.
Titan 29
Traubenzucker 90f.
Triglyzeride 51f., 54
Tryptophan 117
Tyrosin 53

Übergewicht 49
Umweltfaktoren 4
Umweltgifte 14
Unterhaut (Subkutis) 57
UV-Strahlen 8, 57, 76

Vanadium 27
Vegetarier 39, 124
VIP (Vasoactive Intestinal Polypeptide) 119
Vitamin A 8, 12, 16, 18, 34, 59, 68, 70, 79, 81, 124
Vitamin B1 (Thiamin) 8, 17f., 93f., 125

Vitamin B12 (Kobalamin) 8, 17f., 29, 93, 98ff.
Vitamin B2 (Riboflavin) 8, 18, 65, 69, 93, 95
Vitamin B3 8
Vitamin B5 8
Vitamin B6 (Pyridoxin) 8, 17f., 60, 65, 69, 93, 96f., 120
Vitamin C 4, 8f., 11ff., 15, 17ff., 34, 36, 53, 58, 60, 69, 71, 77f., 84f., 100, 119f., 122, 125
Vitamin D 8, 13, 16, 18, 24, 39ff., 70f.
Vitamin E 8, 12f., 15f., 18, 34, 36f., 44ff., 87, 100, 119f.
Vitamin K 8, 13, 16, 18
Vitamin-B-Gruppe 7f., 34, 65, 92ff., 117, 120
Vitamin-E-Lieferanten 46
Vitaminbedarf 9
Vitamine 4ff., 23f.
Vitamine, fettlösliche 16, 18
Vitamine, wasserlösliche 17f.
Vitaminkosmetik 61
Vitaminmangelerscheinungen 10, 18, 66
Vitaminpräparate 10ff., 16
Vitaminstatus, persönlicher 9
Vollkornprodukte 37, 44, 52, 54, 95, 110

Wasseraufbereitungsanlagen 125
Wechseljahre 41
Weizenkeime 46, 93
Wismut 28
Witwenbuckel 41
Wundheilung 19, 84

Zähne 70ff.
Zahnfleischbluten 19, 72
Zahnstein 73
Zellulitis 60
Zink 22f., 27, 32, 39, 58, 60, 63, 68f.
Zitrone 37, 53
ZNS (Zentrales Nervensystem) 89
Zubereitung von Obst und Gemüse 125
Zucker 125
Zwischenmahlzeiten 110
Zystein 62